L'HYSTÉRECTOMIE

INDICATIONS ET TECHNIQUE

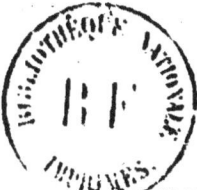

PAR LE

Dʳ J.-L. FAURE

Professeur agrégé à la Faculté de Médecine de Paris,
Chirurgien de l'hôpital Tenon.

Avec 112 figures dans le texte.

PARIS

OCTAVE DOIN, ÉDITEUR

8, PLACE DE L'ODÉON, 8

—

1906

I0067651

L'HYSTÉRECTOMIE

L'HYSTÉRECTOMIE

INDICATIONS ET TECHNIQUE

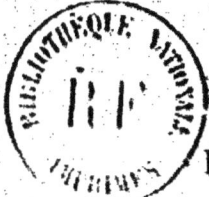

PAR LE

Dʳ J.-L. FAURE

Professeur agrégé à la Faculté de Médecine de Paris,
Chirurgien de l'hôpital Tenon.

Avec 112 figures dans le texte.

PARIS

OCTAVE DOIN, ÉDITEUR

8, PLACE DE L'ODÉON, 8

1906

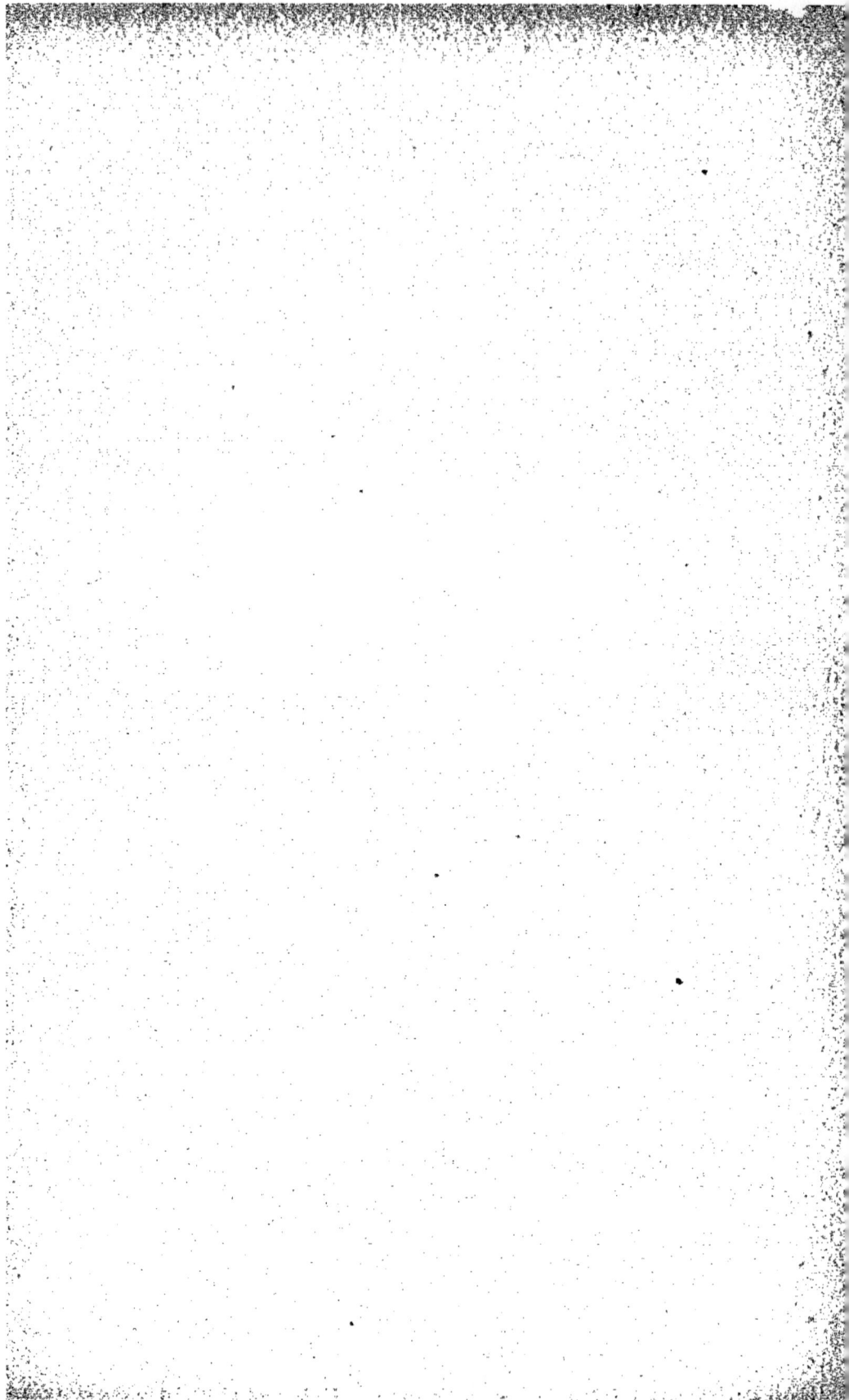

Ce livre n'est que la reproduction du cours que j'ai fait cet été à l'École pratique. C'est en même temps la synthèse et le résumé de tout ce que j'ai dit, écrit et enseigné dans ces dernières années sur l'hystérectomie.

J'ai bien souvent pratiqué cette opération. Plus j'ai appris à la connaître, et plus je me suis convaincu que son exécution ne doit point être laissée au hasard d'une inspiration qui peut être heureuse, mais qui peut aussi être fatale, ou soumise à la routine étroite d'une technique immuable. J'ai vu qu'elle devait, au contraire, s'adapter aux circonstances et modifier ses moyens d'action suivant la diversité des lésions à combattre. J'ai reconnu que les procédés communément employés n'étaient pas toujours suffisants et j'ai créé des procédés nouveaux.

Peu à peu l'expérience et la réflexion m'ont démontré que la technique de l'hystérectomie devait obéir à des règles précises. Je me suis efforcé de les formuler. Je crois y être parvenu. Elles sont d'une grande simplicité. J'ai la conviction, et même, je ne crains pas de le dire, quelque ambitieux que puisse paraître ce mot, j'ai la certitude que ces règles sont exactes, et j'attends avec tranquillité le jugement que l'avenir permettra de porter sur elles.

Les nombreux internes que les hasards de mon passage dans les services hospitaliers ont mis à mes côtés, les connaissent aussi bien que moi. Ils ont été, dans ce labeur de plusieurs années que je condense en quelques pages, les témoins de tous mes efforts. Ils m'ont aidé, ils m'ont soutenu dans cette œuvre qu'ils savaient bonne. C'est donc à eux, c'est à ces ouvriers de la première heure, c'est à ces collaborateurs de tous les instants, que je dédie ce livre.

J.-L. F.

L'HYSTÉRECTOMIE

Ceci est un livre pratique.

Je ne décrirai donc pas ici tous les procédés d'hystérectomie. Cela m'entraînerait plus loin que je ne veux aller, et ce serait d'ailleurs un travail inutile. Je n'étudierai que les procédés qui me paraissent bons, car c'est perdre son temps et celui de ses lecteurs que de s'attarder à la description de méthodes qui n'ont qu'un intérêt historique, ou qui, comme l'hystérectomie par la voie sacrée par exemple, ne sauraient servir qu'à montrer la complexité singulière et le peu de sens pratique de certains esprits. Je me placerai, autant que possible, dans les conditions si variées de la clinique, et je dirai tout simplement ce que je ferais moi-même dans des conditions analogues.

L'hystérectomie répond à des indications trop différentes pour être toujours semblable à elle-même et justiciable de procédés identiques. Le même procédé, quelque parfait qu'il soit, ne saurait convenir à tous les cas, et il est pour chaque cas particulier un procédé préférable à tous les autres. Rien n'est plus faux que de dire, comme on le fait souvent, que le meilleur procédé est celui qu'on a bien en main, qu'avec un peu d'habitude et d'expérience tous les procédés sont bons et que le besoin de mettre en œuvre des procédés différents tient peut-être à ce que l'on connaît mal les ressources que peut offrir chacun d'eux.

« Je ne saurais trop », je l'ai déjà dit ailleurs[1], « m'élever contre cette façon de voir, parce qu'elle n'est pas conforme à la réalité des faits. Sans doute, avec un même procédé on vient à bout de tout et on réussit à enlever les utérus les plus difficiles; mais on y réussit bien ou mal, et quelquefois plus mal que bien. Non, le meilleur procédé n'est pas toujours celui dont on a coutume de se servir et que l'on connaît le mieux. Non, l'habitude et l'expérience ne suffisent pas toujours à se tirer de tous les mauvais pas, et le mieux est encore, pour triompher de certaines difficultés, de s'arranger de façon à ne les point rencontrer.

« Nous ne devons pas, dans le choix des procédés opératoires, nous laisser guider par nos habitudes ou nos préférences individuelles, mais par la nature même des lésions que nous avons sous les yeux et par la disposition anatomique des parties malades que nous voulons sacrifier.

1. Technique de l'hystérectomie abdominale dans les suppurations annexielles : *Presse médicale*, 20 janvier 1901.

« Ces questions de technique sont capitales. Une hystérectomie très simple, si l'on sait choisir le procédé le mieux approprié aux lésions en face desquelles on se trouve, peut être extrêmement difficile et presque impraticable si l'on s'obstine à en employer un autre; la première façon d'agir donnera des succès; la seconde pourra conduire à des catastrophes. »

C'est parce que je suis profondément convaincu de l'importance qu'il y a à choisir le procédé qui, dans un cas déterminé, doit donner le maximum de facilité opératoire, et par conséquent, le maximum de sécurité, que je crois ne pouvoir mieux faire que de consacrer ce livre à l'étude des indications de l'hystérectomie et des procédés qui me paraissent, pour la mener à bien, les meilleurs et les plus fidèles.

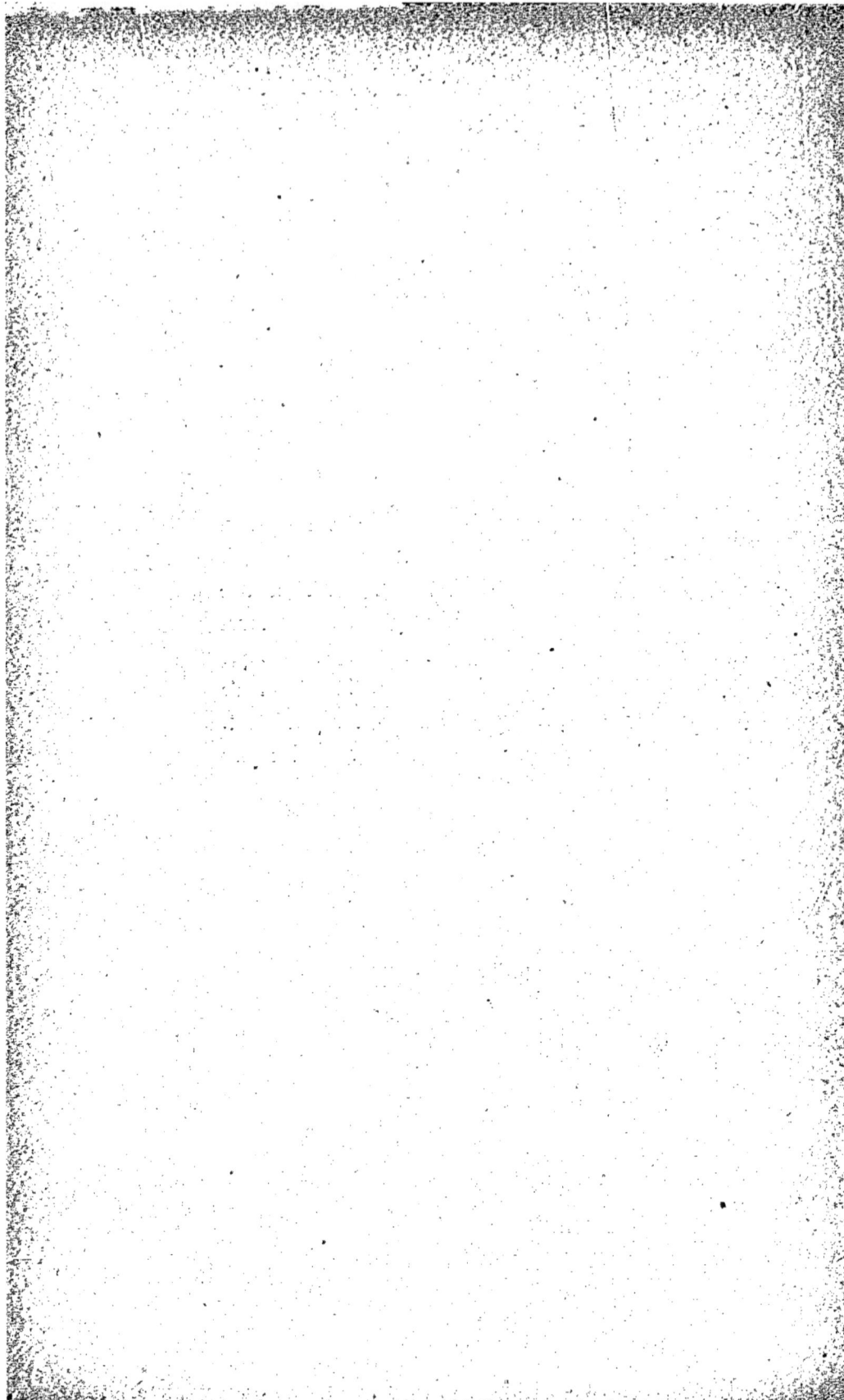

NOTIONS ANATOMIQUES

Je rappelle quelques détails anatomiques indispensables à tout chirurgien qui veut avoir une conception claire de la technique de l'hystérectomie, et qui tient à l'exécuter en même temps avec méthode et avec sécurité.

Il y a six pédicules artériels qui se rendent à l'utérus : trois de chaque côté, l'artère utérine, l'artère utéro-ovarienne et l'artère du ligament rond. Les veines, ou plutôt les plexus veineux qui les accompagnent, bien que très abondants, n'ont en réalité, au point de vue technique, aucune espèce d'importance. L'artère du ligament rond est insignifiante, mais doit toujours, pour plus de sûreté, être liée à part. L'artère utéro-ovarienne et surtout l'artère utérine doivent être liées avec soin, la première presque toujours très loin, en dehors des annexes, près du détroit supérieur, quelquefois près de la corne utérine, en dedans de l'ovaire, lorsqu'on tient à conserver celui-ci.

Quant à l'artère utérine qui vient, en passant devant l'uretère, aborder l'utérus au niveau du col, elle est de beaucoup la plus importante. C'est là véritable et même la seule artère nourricière de l'utérus. Mais elle ne pénètre point dans son épaisseur. Elle monte le long de ses bords, à quelques millimètres de distance, en décrivant des flexuosités nombreuses, et donne un grand nombre de branches qui, se détachant perpendiculairement, vont se ramifier dans le tissu utérin. Les plus inférieures, qui sont aussi les plus importantes, se rendent à la fois au col de l'utérus et à la partie supérieure du vagin. Ce sont les branches cervico-vaginales (fig. 1).

Cette disposition de l'artère utérine, qui longe l'utérus sans y pénétrer, explique comment, dans certains procédés d'hystérectomie, il est possible d'enlever l'utérus sans couper le tronc de l'artère, dont l'anse entière se décolle jusque vers le point où elle s'anastomose avec l'artère utéro-ovarienne. Seules les branches de l'utérine qui se détachent de son bord interne sont sectionnées ou déchirées. Mais, en règle générale, le tronc de l'artère est coupé vers le point où sa crosse se rapproche de l'isthme utérin, à un ou deux centimètres en dedans et au-dessus de l'uretère qu'elle vient de croiser.

Il est non moins utile, au point de vue technique, d'avoir des idées claires sur les *moyens de fixité* de l'utérus. Et par là j'entends non pas les moyens de fixité qui intéressent l'anatomiste,

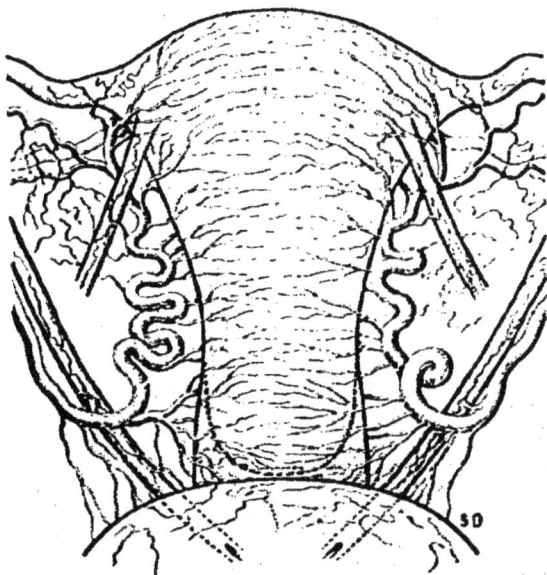

Fig. 1. — L'artère utérine et les pédicules artériels de l'utérus. (Demi-schématique.)

mais ceux qui intéressent le chirurgien, c'est-à-dire les ligaments ou les organes qui s'opposent d'une façon sérieuse à l'extirpation de l'utérus et qu'il faut supprimer ou sectionner, lorsqu'on veut pratiquer une hystérectomie.

Ils sont d'ailleurs en petit nombre : les ligaments
larges, auxquels peuvent être adjoints les ligaments ronds, qui unissent les bords de l'utérus, et
plus particulièrement les cornes utérines, aux
parois pelviennes, et les ligaments utéro-sacrés, qui
s'étendent du col utérin à la face antérieure du
sacrum, en passant de chaque côté du rectum.
Les ligaments larges sont souples, extensibles,
élastiques, faciles à saisir et à attirer en tous sens.
Les ligaments utéro-sacrés sont plus courts, et
laissent au col utérin moins de mobilité que les
ligaments larges n'en laissent à son fond.

Mais le moyen de fixité le plus important, c'est
l'insertion vaginale de l'utérus. Celui-ci est invincible. Par l'intermédiaire du vagin, l'utérus est fixé
aux parties molles du plancher pelvien d'une façon
inébranlable et on ne l'en peut séparer qu'en sectionnant l'insertion vaginale du col, comme on le
fait dans l'hystérectomie totale ou, ce qui revient
au même et ce qui vaut mieux, en sectionnant
l'isthme de l'utérus et en abandonnant le col avec
son insertion vaginale, comme on le fait dans
l'hystérectomie supra-vaginale.

En dehors de ces trois organes, ligaments
larges, ligaments utéro-sacrés et vagin, les autres
connexions de l'utérus sont sans importance chirur-
gicale, ou tout au moins ne s'opposent que d'une

façon insignifiante à son extirpation : c'est ainsi que l'adhérence à la vessie, les feuillets péritonéaux réfléchis en avant et en arrière sur les organes voisins, les tractus celluleux de la gaine hypogastrique, les vaisseaux artériels et veineux sont sans action sérieuse, et il n'y a pas lieu d'en tenir compte.

Mais l'importance du rôle du vagin, des ligaments larges et des ligaments utéro-sacrés, varie beaucoup, suivant qu'on extirpe l'utérus par la voie vaginale ou par la voie abdominale, et qu'on tend à l'attirer vers le haut ou au contraire vers le bas.

Dans l'hystérectomie vaginale, la première manœuvre et la plus importante, c'est l'abaissement de l'utérus. Le vagin ne s'y oppose en rien et l'insertion vaginale du col descend avec celui-ci sous l'influence des pinces qui l'abaissent. Le vagin ne s'oppose qu'à l'élévation de l'utérus.

Les seuls organes qui s'opposent à l'abaissement de l'utérus sont les ligaments larges et surtout les ligaments utéro-sacrés. Lorsque l'utérus est peu volumineux et n'a point contracté d'adhérences pathologiques, comme dans un cancer au début par exemple, les divers ligaments sont assez souples et assez extensibles pour qu'on puisse

amener l'utérus à la vulve et l'extérioriser complètement, sans qu'il y ait besoin d'en sectionner
préalablement aucun. On peut ne les sectionner
qu'à la fin. Dans ces conditions, l'hystérectomie
vaginale est une opération d'une admirable simplicité, et qui demande à peine quelques minutes.

Lorsqu'il y a, par suite de phénomènes inflamma-
toires péri-utérins, par exemple, quelques difficultés
à abaisser l'utérus, ces difficultés sont dues, en
partie, au manque de souplesse des ligaments
utéro-s res, qui fixent solidement le col utérin à
la face antérieure du sacrum. C'est dans ces conditions que le pincement et la section des ligaments
utéro-sacrés, qu'on peut sentir tendus de chaque
côté du col et qu'on coupe en dedans des pinces,
permet d'abaisser le col de deux ou trois centimètres et facilite beaucoup l'opération (Voir p. 141).

De même, une fois le fond de l'utérus extériorisé,
les ligaments larges, qui partent des cornes utérines pour se perdre dans les profondeurs du bassin,
sont parfois trop tendus pour permettre, sans se
déchirer, l'abaissement du fond de l'utérus, et
il peut être nécessaire de les sectionner, après
pincement, immédiatement en dehors des cornes
utérines.

Dans l'hystérectomie abdominale, les choses
sont plus simples : les ligaments larges ne s'oppo-

sent à l'ascension de l'utérus que lorsque celui-ci
est volumineux, comme dans certains fibromes. Les
deux ligaments larges peuvent alors le brider et le
fixer contre le fond du bassin. Il peut être nécessaire,
pour élever l'utérus, de sectionner préalablement
l'un des ligaments larges ou les deux à la fois.
Mais, dans les conditions ordinaires, ils sont assez
souples pour permettre l'élévation de l'utérus et ils
ne constituent, en conséquence, aucun obstacle
sérieux.

Les ligaments utéro-sacrés ne méritent un coup
de ciseaux que dans l'hystérectomie pour cancer.
Dans tous les autres cas, en effet, ils ne gênent
pas. Lorsqu'on fait, rarement, l'hystérectomie
totale, ils sont désinsérés en même temps que le
vagin au moment où on coupe l'insertion de celui-
ci sur le col, au ras du tissu utérin. Dans l'hystérectomie subtotale, au contraire, la section de
l'utérus porte sur l'isthme, au-dessus d'eux, et ils
demeurent intacts au fond du bassin, soutenant le
col dans sa position naturelle et contribuant à
laisser au plancher pelvien sa statique normale.
Mais comme, dans le cancer de l'utérus, il faut de
toute nécessité enlever avec le col une portion assez
étendue du vagin, qu'on ne doit couper qu'en
dernier lieu, les ligaments utéro-sacrés, qui s'opposent en partie au mouvement de l'utérus en

avant et en haut, doivent être sectionnés à part.

Mais le grand obstacle à l'élévation de l'utérus, c'est le vagin lui-même. Tant qu'il est intact, il constitue un obstacle invincible; dès qu'il est sectionné, ou, ce qui revient au même, dès que l'isthme utérin est tranché, laissant le col adhérent au vagin, l'opération est pour ainsi dire terminée, et rien ne s'oppose plus à l'élévation de l'utérus. Dans ces conditions les ligaments larges ne comptent pas. Ce sont là des détails sur lesquels j'aurai l'occasion de revenir plus loin.

Donc, en résumé, les moyens de fixité de l'utérus sont :

Les *ligaments larges* qui s'opposent légèrement à son abaissement dans l'hystérectomie vaginale et parfois très sérieusement à son élévation dans l'hystérectomie abdominale.

Les *ligaments utéro-sacrés* qui s'opposent, dans une certaine mesure, à la fois à son abaissement dans l'hystérectomie vaginale et à son élévation dans l'hystérectomie abdominale.

Enfin et surtout le *vagin* qui s'oppose exclusivement, mais invinciblement, à son élévation dans l'hystérectomie abdominale.

Il est encore, au point de vue anatomique, un détail qui intéresse de très près le chirurgien. Ce

sont les rapports de l'uretère avec le col de l'utérus. Il est absolument nécessaire de bien les connaître et de se rendre compte de la façon dont ils se
modifient au cours de l'extirpation de l'utérus,
soit par le vagin, soit par l'abdomen.

« L'uretère, venant des parties latérales du
bassin, se porte obliquement en avant et en
dedans pour aller s'ouvrir dans le bas-fond de la
vessie, tout près de la ligne médiane.

« Dans ce trajet oblique, il est couché dans la
base du ligament large, tout près de l'*artère
utérine* qui est située *au-devant* de lui et marche
parallèlement à lui pendant quelques centimètres.
Mais, arrivé à deux ou trois centimètres de la partie latérale du col utérin, l'uretère croise l'artère
utérine en passant *au-dessous* d'elle, puis se porte
en avant et en dedans en se rapprochant un peu
du col qui lui devient bientôt postérieur. Mais alors
l'uretère, continuant à descendre vers le bas-fond
de la vessie, dépasse le niveau inférieur du col,
arrive au contact du cul-de-sac vaginal antérieur
et pénètre bientôt dans l'épaisseur des tuniques
vésicales (fig. 2 et 3).

« Dans tout ce trajet l'uretère ne s'approche pas
du col à moins de douze à quinze millimètres. Il est,
en outre, situé dans un tissu cellulaire assez lâche,
et il est facile de s'expliquer comment, au cours

des innombrables hystérectomies que l'on fait
aujourd'hui, les blessures de l'uretère sont relativement si rares. C'est qu'en effet l'uretère, fixé à la
vessie, que les ligaments pubo-vésicaux fixent elle-
même au pubis, ne participe pas aux mouve-

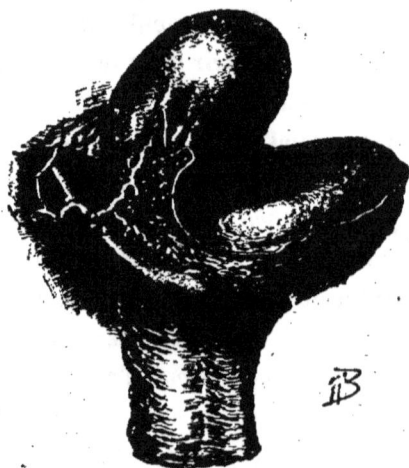

Fig. 2. — L'uretère et l'artère utérine sur les côtés du col.
(Howard, A. Kelly).

ments du col utérin, lorsqu'on vient à attirer celui-
ci dans un sens ou dans l'autre. Non seulement le
soin que l'on prend de ne pas s'écarter du tissu
utérin dans la libération du col doit prévenir les
blessures de l'uretère, qui reste toujours à une certaine distance, mais cette distance augmente très
sensiblement lorsqu'on vient à imprimer au col

utérin des mouvements qui varient d'ailleurs avec
le procédé opératoire auquel on a recours.

« Lorsqu'on abaisse l'utérus, comme il arrive,
par exemple, dans l'hystérectomie vaginale, la

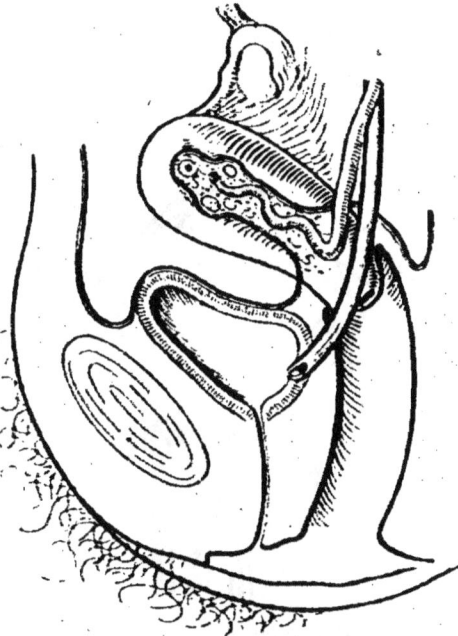

Fig. 3. — Rapports de l'uretère, de l'artère utérine et du col utérin.

vessie, après son décollement de l'utérus, reste
maintenue par une valve derrière le pubis. Son bas-
fond se déplace à peine et le point d'abouchement
des uretères reste, par conséquent, à peu près fixe.
L'utérus s'abaissant, les deux uretères sont donc

obligés de remonter le long des bords de l'utérus,
mais ils n'entrent pas en contact avec lui. Ils sont,
en effet, forcés de s'écarter de ces bords à cause
des vaisseaux utérins qui descendent avec le col en

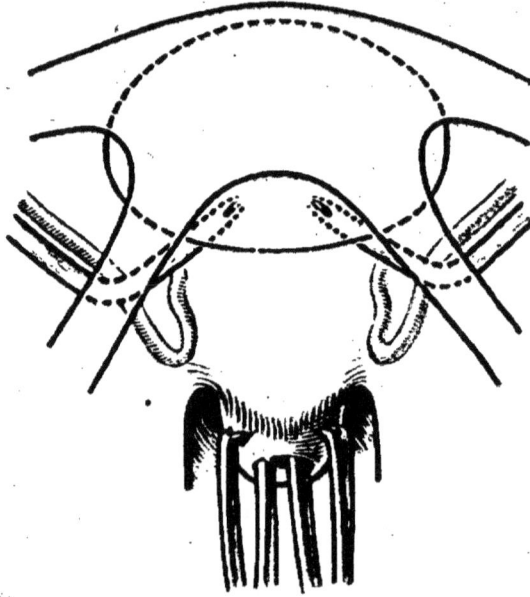

Fig. 4. — Rapports de l'uretère au cours de l'hystérectomie vaginale. Le col utérin est attiré vers le bas. Les uretères repoussés par l'artère utérine commencent à s'écarter.

rejetant sur le côté les uretères qui les embrassent
dans leur concavité (fig. 4). Plus l'utérus s'abaisse,
plus la corde formée de chaque côté par les vaisseaux
utérins se tend et écarte les uretères, si bien que,
lorsqu'on vient à faire basculer l'utérus en avant,

comme dans les procédés le plus communément
employés, le fond de l'utérus, glissant sous la
valve qui le sépare du bas-fond vésical, finit par

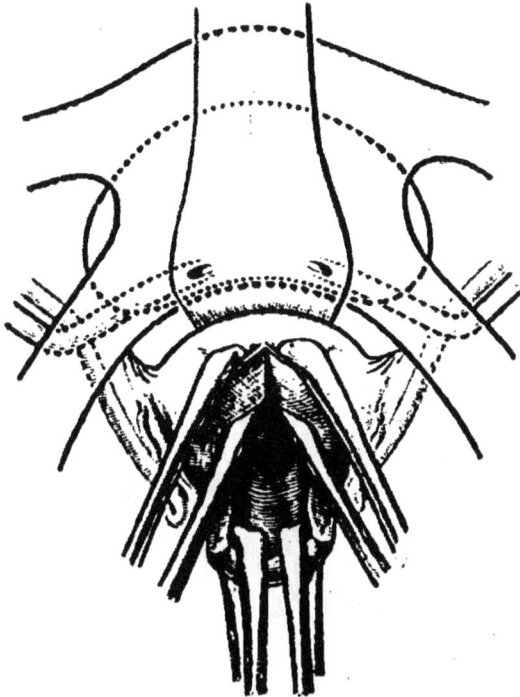

Fig. 5. — Le fond de l'utérus, glissant sous la valve sous-pubienne
passe entre les deux uretères, écartés par la corde que forme l'artère utérine.

passer entre les deux uretères qui s'écartent de
plus en plus (fig. 5).

« Lorsqu'on fait basculer l'utérus en arrière, le
fond de l'utérus, entraîné vers le rectum, passe

2

encore entre les deux uretères qui sont, en ce point,
très éloignés l'un de l'autre, et qui sont, comme
dans le cas précédent, repoussés en dehors de cha-

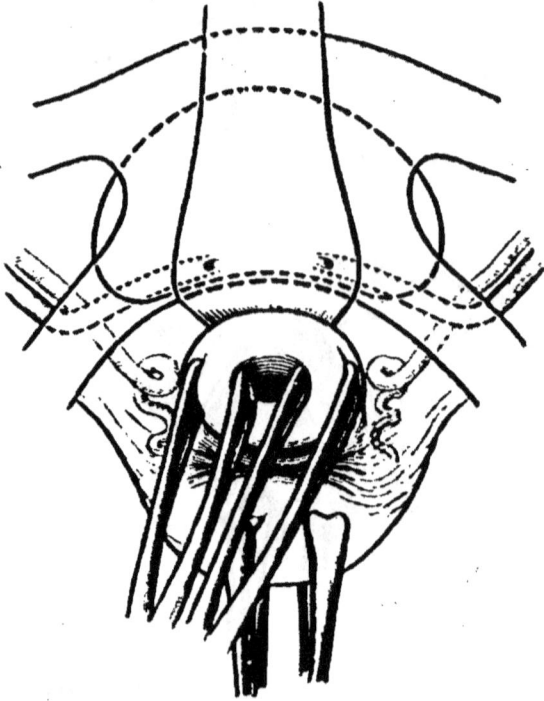

Fig. 6. — Mécanisme de l'écartement des uretères dans la bascule
de l'utérus en arrière.

que côté par la corde que forment les vaisseaux
utérins (fig. 6).

« Dans les procédés d'hystérectomie abdominale,
lorsqu'on vient à attirer l'utérus vers le haut,

l'uretère, fixé au bas-fond vésical, que ses attaches au pubis rendent lui-même à peu près immobile, ne peut suivre ce mouvement. Il glisse au contraire de haut en bas sur les côtés du col, et perd bientôt le contact de celui-ci pour se mettre en rapports

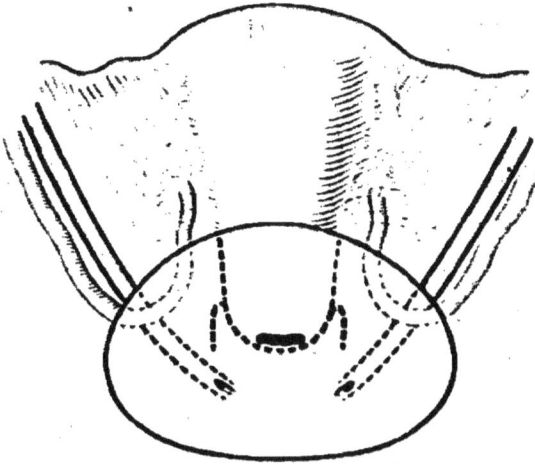

Fig. 7. — Rapports du col et des uretères, l'utérus étant en position normale.

avec les parties latérales du vagin (fig. 7 et 8). Plus l'utérus s'élève et plus l'uretère s'éloigne, si bien que, lorsqu'on attire fortement l'utérus en haut, comme il faut le faire, les rapports entre le col et l'uretère deviennent assez lointains pour qu'il n'y ait plus rien à craindre, à condition toutefois de ne pas s'écarter, dans les manœuvres autour du col, du tissu utérin, qui doit servir de point de repère[1]. »

L'uretère présente une autre particularité ana-

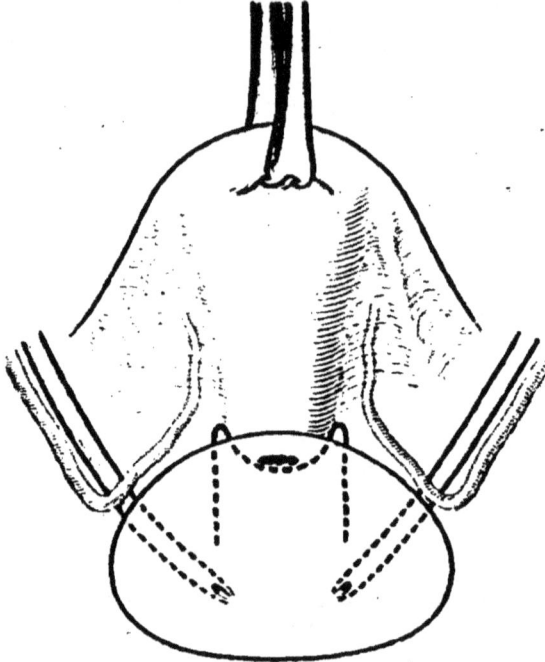

Fig. 8. — L'utérus est attiré vers le haut. Le col s'éloigne des uretères.

tomique qui n'est pas sans importance, au point de vue qui nous occupe.

Au moment où il entre dans le bassin et se dirige

[1] J.-L. Faure. *Chirurgie des annexes de l'utérus*, p. 11-18.

vers la base du ligament large, il s'applique directement contre la face externe du feuillet péritonéal qui tapisse la paroi latérale du bassin, si bien que, lorsqu'on vient à écarter ce feuillet de la paroi, en l'attirant vers le centre du bassin et le séparant des gros vaisseaux iliaques qu'il recouvre, il entraîne avec lui l'uretère qui lui est fixé par un tissu cellulaire assez serré. On comprend donc que certaines manœuvres opératoires puissent le rapprocher de la zone d'action du chirurgien, alors que des manœuvres inverses tendent, au contraire, à l'en éloigner. Ce sont des faits dont il faut tenir compte lorsqu'on veut apprécier la valeur relative de certains procédés d'hystérectomie et sur lesquels nous aurons à revenir au moment même de cette discussion.

PREMIÈRE PARTIE
TECHNIQUE OPÉRATOIRE

Il y a deux façons de pratiquer l'hystérectomie.

On peut enlever l'utérus en passant par l'abdomen, après laparotomie. C'est l'*hystérectomie abdominale*.

On peut l'enlever en passant par le vagin. C'est l'*hystérectomie vaginale*.

J'étudierai successivement ces deux méthodes différentes.

CHAPITRE PREMIER
HYSTÉRECTOMIE ABDOMINALE

La première condition pour mener à bien une hystérectomie abdominale, c'est d'avoir un bon outillage.

Avant tout, il est indispensable d'avoir une bonne table d'opérations — et une table d'opérations n'est bonne que lorsqu'elle permet une inclinaison de 45° au moins. Il en existe plusieurs modèles excellents. Celle qui me paraît réunir le plus de qualités, et dont je me sers de préférence, est la table de Mathieu (fig. 9).

Les instruments doivent être parfaits.

Voici ceux dont je me sers et dont je conseille de se servir :

Un bistouri (fig. 10).

Une paire de ciseaux forts à extrémités mousses (fig. 11).

Une paire de gros ciseaux courbes, indispensables pour la section du col de l'utérus (fig. 12).

Une sonde cannelée de Nélaton (fig. 13).

Une pince à disséquer à sept griffes (fig. 11).

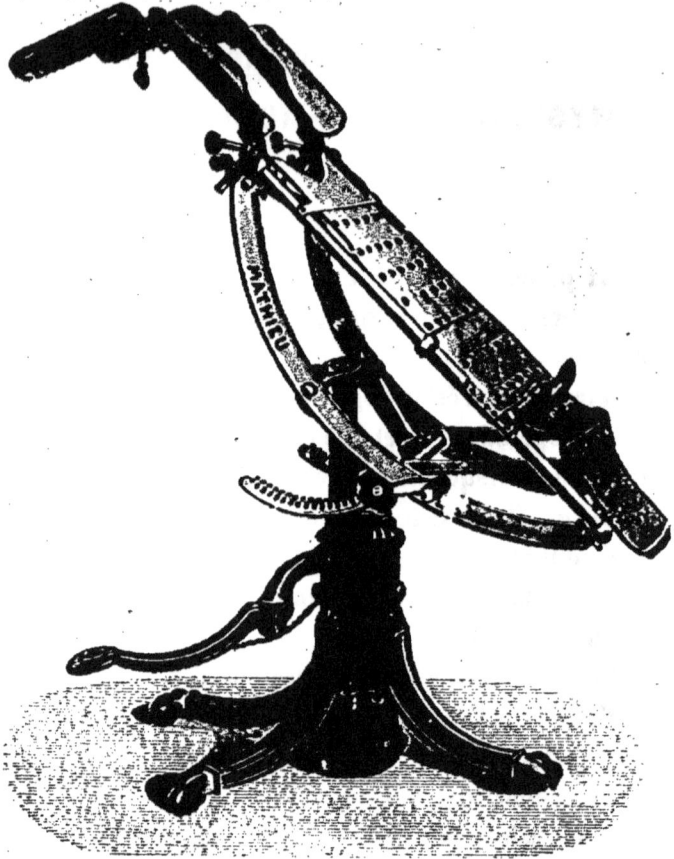

Fig. 9. — Table de Mathieu, inclinée au maximum.

Une longue pince à disséquer, également à sept griffes, pour la dissection ou les sutures au fond du bassin.

Douze pinces de Kocher (fig. 15).

Quatre longues pinces de Kocher (22 cent.) (fig. 16).

Quatre pinces de Pozzi, que j'ai fait munir de griffes à leur extrémité. Ces pinces sont destinées spécialement au pincement des utérines ou des vaisseaux placés profondément dans le bassin (fig. 17 et 18).

Quatre pinces-clamps à mors épais et rigides. Ces pinces sont destinées à saisir le ligament large. Elles sont très puissantes et ne laissent pas glisser les tissus comme le font parfois les pinces moins rigides (fig. 19).

Quatre pinces à plateaux de J.-L. Faure. Ces pinces sont destinées, le cas échéant, à saisir la tranche vaginale (fig. 20).

Quatre pinces triangulaires (fig. 21).

Cinq pinces de Museux, à deux dents (fig. 22 et 23).

Un tire-bouchon, pour les fibromes volumineux (fig. 24).

Une aiguille à pédale, à forte courbure (fig. 25). Cette aiguille est indispensable pour exécuter, au fond du

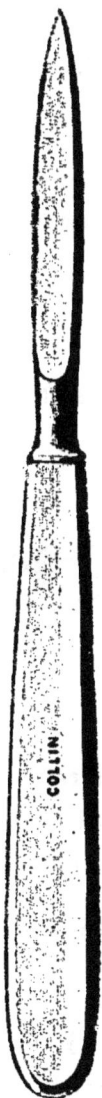

Fig. 16.

bassin, les surjets sur le col ou sur le péritoine.
Une aiguille de Reverdin (fig. 26).

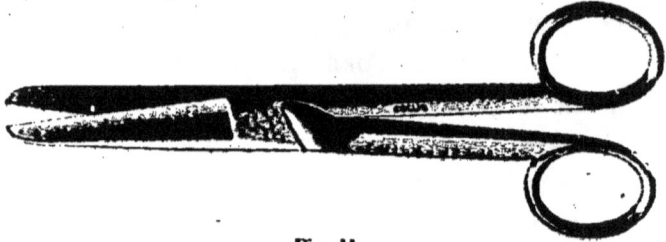

Fig. 11.

Une aiguille de Doyen pour les parois épaisses
(fig. 27).

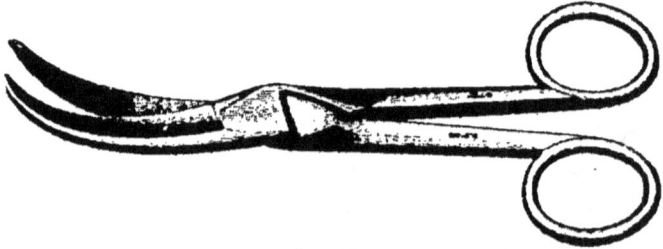

Fig. 12.

Il est indispensable d'avoir un bon écarteur. Cet
écarteur doit être automatique, ce qui supprime
un aide et le remplace avec avantage.

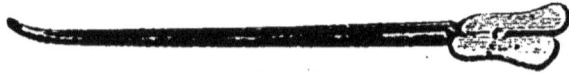

Fig. 13.

Il y en a plusieurs bons modèles, ceux de Va-
cher, de Delagenière, de Ricard, de Collin. Le

meilleur me paraît être la valve suspubienne de
Doyen avec point d'appui interfémoral. J'ai fait

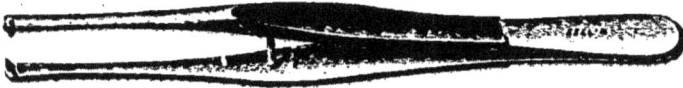

Fig. 14.

modifier le point d'appui par l'adjonction d'une
vis à longue tige qui permet de mettre l'écarteur

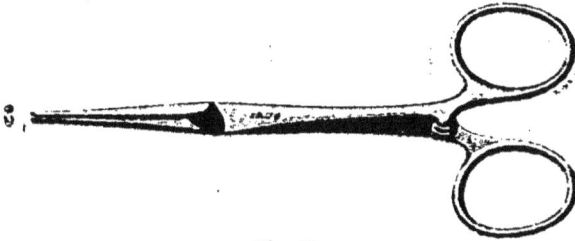

Fig. 15.

en place et de le serrer énergiquement sans risque de contamination de la main (fig. 28).

Fig. 16.

La valve moyenne suffit à presque tous les cas.
La grande valve est rarement indispensable, mais,

chez certaines femmes grasses et à bassin profond, elle peut être très utile. Cet écarteur donne beau-

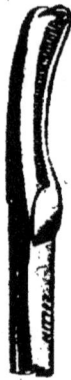 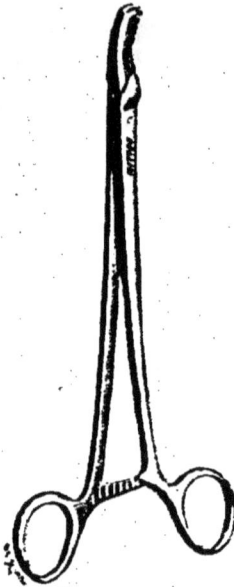 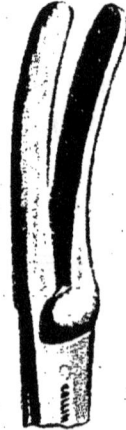

Fig. 17.   Fig. 18.   Fig. 19.

coup de jour et, une fois en place, il est d'une fixité absolue.

Fig. 20.

Je crois utile de donner ici quelques règles générales qui s'appliquent indistinctement à toutes les laparotomies pour opérations pelviennes.

Il faut s'habituer à opérer avec un seul aide. Un seul aide suffit; il faut donc savoir s'en contenter. Son rôle est d'ailleurs assez limité. Sa fonction principale, je dirai presque sa seule fonction, doit consister à s'occuper des fils. Cependant il est bon d'avoir en

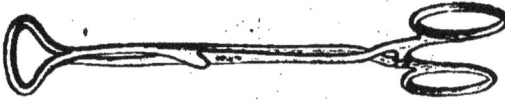

Fig. 21.

réserve un second aide, qui puisse servir au besoin, en particulier en cas d'hystérectomie totale et de drainage vaginal, pour aller du côté du vagin attirer au dehors les drains et les compresses.

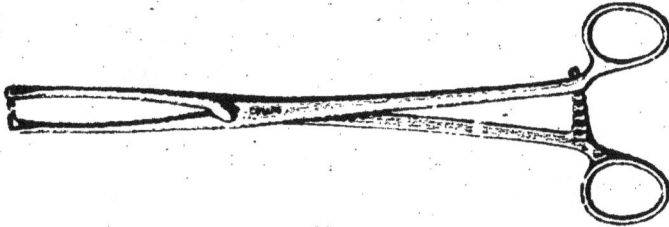

Fig. 22.

Mais il est de toute évidence qu'il y a un grand intérêt, dans toute opération, à éviter autant que possible la multiplicité des contacts et à réduire au minimum le nombre des mains destinées à y prendre part.

De même, je conseille formellement, pour toute

laparotomie, qu'elle soit dirigée contre une affection septique ou aseptique, l'emploi de gants im-
perméables. Ceux-ci doivent être d'un modèle com-

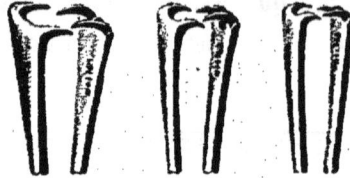

Fig. 23.

mode et pratique, et, sous ce rapport, les gants
de Chaput, fabriqués par Galante, me paraissent
approcher de la perfection. Une ébullition de quelques minutes suffit à rendre les gants parfaitement

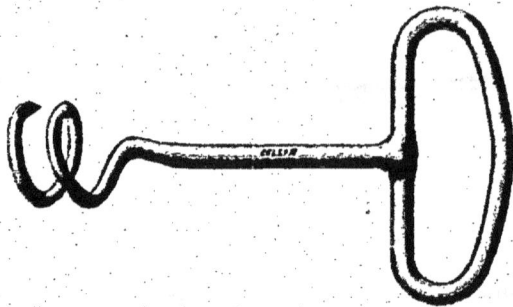

Fig. 24.

aseptiques. Malgré les lavages les plus conscien-
cieux, les mains, elles, ne le sont jamais.

Je conseille également, pour ceux qui font usage
de l'écarteur à point d'appui interfémoral, de pla-

cer la fourche avant le début de l'opération, de
façon à disposer au-dessus d'elle et d'une façon

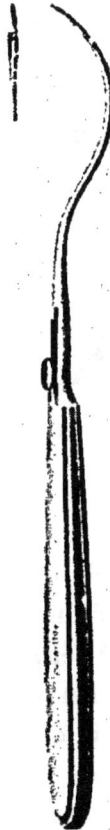

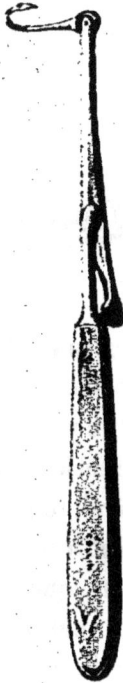

Fig. 25.   Fig. 26.

définitive le champ opératoire, auquel on n'aura
plus à toucher par la suite. La grande vis, qui
fait saillie au-dessus du champ opératoire et qui

3

ne gène nullement pendant l'opération, permet de
placer la fourche et d'agir ultérieurement sur elle
sans risquer aucune contamination.

Le chirurgien doit se placer *sur le côté gauche*
de la malade. Il est ainsi, lorsque la malade est inclinée, infiniment plus libre des mouvements de sa
main droite, à tel point que certains procédés, où
la main droite joue un rôle très actif, ne peuvent

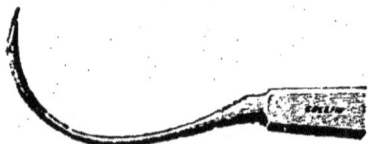

Fig. 27.

s'exécuter que lorsque le chirurgien est à gauche.
J'avoue ne pas comprendre comment un grand
nombre de chirurgiens préfèrent se placer à droite.
Je n'y vois d'autre raison qu'une ancienne habitude
remontant à l'époque où l'on opérait tous les malades en position horizontale. Il n'en est pas moins
certain, et je dirai même évident, que, à moins
d'être gaucher, le chirurgien qui veut laisser à sa
main droite toute sa puissance d'action, doit se
placer *à gauche*.

On ne commencera que lorsque la résolution
sera parfaite et l'anesthésie absolue. Avant de
faire son incision, il faut faire incliner la malade,

et la faire incliner à 45° au moins. Je ne vois
que des inconvénients à la pratique qui consiste
à inciser en position horizontale et à faire incliner la malade lorsque l'incision est terminée.
Il en résulte une interruption bien inutile dans

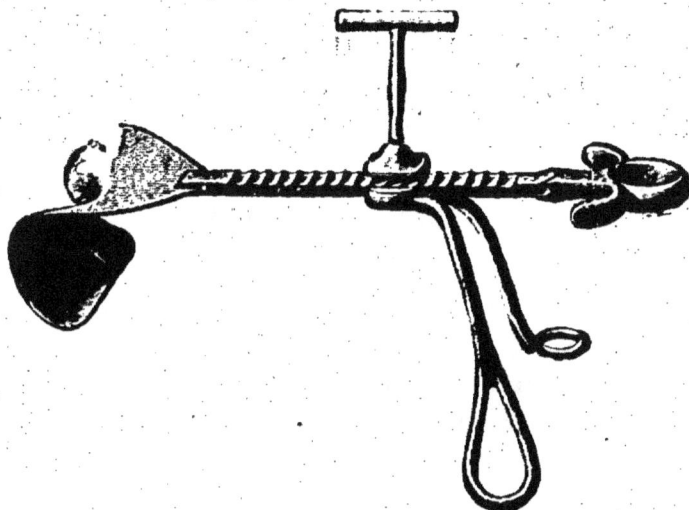

Fig. 28.

l'acte opératoire, et les intestins, que l'inclinaison
ne tend pas à éloigner de la paroi, risquent davan-
tage d'être blessés.

On ne fera donc son incision que lorsque la
malade sera dans la position déclive qu'elle doit
garder pendant l'opération.

Cette incision sera suffisamment grande pour
qu'on puisse y bien voir. Une bonne incision doit

presque toujours remonter jusqu'à l'ombilic. Le
principe des petites incisions est mauvais. Avec de
bonnes sutures, il n'y a pas plus d'éventrations
post opératoires après les grandes incisions qu'après
les petites. Quelques centimètres de plus ou de
moins dans la longueur d'une cicatrice abdominale
sont sans aucune importance pour la malade qui
la porte, et il y a, en revanche, un intérêt capital
pour la bonne exécution d'une opération à pouvoir
la faire facilement, en voyant bien ce que l'on
fait. Quelque habitude que l'on ait de la chirurgie
abdominale et quelle que soit l'habileté personnelle
de l'opérateur, il vaut mieux encore se fier à ses
deux yeux qu'à ses dix doigts.

L'ouverture du péritoine doit être faite avec
beaucoup de prudence, surtout chez les malades
qui ont déjà subi une première laparotomie. Il
faut se souvenir que des adhérences des intestins
au péritoine pariétal sont toujours possibles et que,
lorsqu'il en est ainsi, il est plus facile de blesser
l'intestin que de l'épargner.

Il est inutile, sauf exception pour une petite
artériole qui siège souvent dans l'angle inférieur
de la plaie, de mettre des pinces sur les vaisseaux
de la paroi. Ils ne donnent que quelques gouttes
de sang, qui s'arrêtent spontanément. Les pinces
ne servent à rien et ne font que gêner.

J'en dirai autant des pinces qui servent théori-
quement à retenir le péritoine. Ces pinces, utiles
dans les laparotomies latérales, sont inutiles dans
les laparotomies médianes, où le péritoine ne
demande qu'à rester en place. Comme les pinces
des vaisseaux, elles gènent et risquent même,
dans certains cas, de glisser dans le ventre et de
s'y perdre. Il est bien plus simple de n'en pas
mettre.

L'incision faite, s'il s'agit d'une grosse tumeur,
comme un fibrome volumineux par exemple, on
peut immédiatement l'attirer à l'extérieur, mais
il vaut mieux, en règle générale et systématiquement, mettre en place, dès ce moment, la valve
sus-pubienne qu'on remonte le plus près possible
du pubis et qu'on fixe avec la grande vis du sup-
port d'une façon inébranlable.

Puis on s'occupe des intestins, qu'il faut refouler
dans la profondeur, de façon à ce que, non seulement ils ne gènent pas pendant l'opération, mais
à ce qu'ils restent invisibles et parfaitement protégés contre toute blessure et surtout contre
toute infection. A cet effet, il est indispensable
d'avoir des compresses de gaze de grande dimen-
sion. Ces compresses doivent avoir, au moins,
une quarantaine de centimètres de côté, sur
huit ou dix épaisseurs. Deux ou trois, au maxi-

mum, suffisent ainsi à maintenir les intestins d'une façon efficace, et leur volume, permet de les retrouver avec la plus grande facilité et empêche de les abandonner dans le ventre, même si l'on n'a pas pris la précaution de les repérer avec une pince, précaution qui, absolument indispensable avec les petites compresses, est presque toujours inutile avec les grandes compresses que je conseille d'employer exclusivement.

Et maintenant, le chirurgien, ayant sous les yeux l'intérieur du bassin largement ouvert et bien éclairé, débarrassé des intestins et de toute préoccupation étrangère à l'opération proprement dite, se trouve dans les conditions les meilleures pour l'exécuter correctement.

Telle est la première étape de toute hystérectomie abdominale. Elle est toujours semblable à elle-même.

Quant à l'hystérectomie proprement dite, si le but qu'elle se propose — l'extirpation de l'utérus et des annexes — est toujours le même, nous allons voir que les moyens de l'exécuter ne sont pas, eux, toujours identiques et qu'ils doivent varier suivant la nature et la disposition des lésions en face desquelles on se trouve. Et c'est à l'étude de ces procédés divers et de ces variations nécessaires que ce livre est précisément consacré.

I

HYSTÉRECTOMIE SUBTOTALE

L'hystérectomie abdominale peut être *totale*, lorsqu'on enlève l'utérus entier, ou *subtotale*, lorsqu'on enlève seulement le corps de l'utérus, en sectionnant celui-ci au niveau de l'isthme et en laissant le col. Cette opération porte aussi le nom très explicite, mais un peu plus long, d'hystérectomie *supra-vaginale*, qui indique que la section de l'utérus porte au-dessus des insertions vaginales du col.

En dehors du cancer de l'utérus et sauf exceptions, il faut toujours pratiquer l'hystérectomie subtotale.

Elle présente, en effet, sur l'hystérectomie totale des avantages nombreux.

En premier lieu, elle dispense d'ouvrir le vagin et se rapproche ainsi d'une façon plus parfaite du type des opérations aseptiques, car il est impossible, soit avant une opération, soit au cours de celle-ci, de stériliser d'une façon parfaite la muqueuse vaginale. En outre la conservation du col utérin respecte les attaches des ligaments utéro-sacrés. Le col reste suspendu au centre du bassin dans sa position normale et la statique pelvienne conserve son intégrité. Enfin, elle laisse au vagin sa conformation naturelle, et ce n'est pas là une considération négligeable, car on ne peut nier qu'il ne soit préférable, pour une femme, d'avoir un vagin avec un fond constitué par un col normal, au lieu d'une cicatrice qui peut rester fragile ou douloureuse.

D'autre part, tout aussi bien que l'hystérectomie totale, elle permet, le cas échéant, de pratiquer le drainage vaginal, car rien n'est plus simple que d'inciser sur la ligne médiane la lèvre postérieure du col et la paroi vaginale, jusqu'au fond du Douglas, et de pratiquer un drainage vaginal presque aussi parfait que celui que l'on peut faire après désinsertion complète du col.

Mais la grande supériorité de l'hystérectomie subtotale tient surtout à sa simplicité. Il est beaucoup plus facile, en règle générale, de sectionner le col au niveau de l'isthme utérin que de désinsérer le vagin. Enfin l'hémostase de la tranche vaginale du col est plus longue, plus délicate et plus incertaine que l'hémostase des utérines après la subtotale.

L'hystérectomie subtotale étant plus simple, plus rapide, plus aseptique que l'hystérectomie totale, a des suites plus régulièrement bonnes, les incidents post opératoires sont plus rares et, toutes choses égales d'ailleurs, la mortalité est moindre.

C'est donc à l'hystérectomie subtotale que l'on aura recours systématiquement. On réservera l'hystérectomie totale aux cas assez rares dans lesquels le col est lui-même sérieusement malade ou suspect de dégénérescence maligne.

Les indications de l'hystérectomie subtotale sont donc innombrables, et c'est elle que l'on emploiera dans la plupart des fibromes, et dans toutes les affections bilatérales des trompes ou des ovaires (annexites chroniques, tumeurs des ovaires, etc.), devant entraîner l'extirpation des annexes des deux côtés et, par conséquent, le sacrifice de l'utérus.

J'étudierai successivement la technique de l'hystérectomie dans ces différents cas.

Mais auparavant, je crois utile de rappeler en quelques mots, ce que j'ai dit plus haut (voir p. 8), sur les moyens de fixité de l'utérus.

C'est l'insertion du col sur le vagin qui cons-

litue le principal moyen de fixité de l'utérus, ou
tout au moins le seul qui s'oppose à son élévation
sous l'influence d'une traction plus ou moins énergique, tendant à l'attirer vers le haut.

Lorsque le moyen d'attache qui fixe invinciblement l'utérus au plancher pelvien vient à être
supprimé, rien ne s'oppose plus à l'ascension de
l'utérus, qui se mobilise avec la plus grande
facilité et se sépare des organes voisins, lorsqu'on poursuit sa séparation de bas en haut. Les
ligaments utéro-sacrés ne gênent pas. Dans l'hystérectomie totale, ils ont été désinsérés par l'incision
péricervicale, et dans l'hystérectomie subtotale,
la section de l'utérus porte au-dessus d'eux et ils
restent fixés au col qu'ils soutiennent en position
normale. Les ligaments larges, renfermant les ligaments ronds, sont, en dehors des adhérences pathologiques, le seul moyen de fixité qui persiste. Or,
dans les conditions ordinaires et en dehors de
certains cas exceptionnels, comme il arrive, en
particulier, dans certains gros fibromes, où les
ligaments larges distendus appliquent la tumeur
contre le fond du bassin, les ligaments larges ne
s'opposent en aucune façon à l'élévation de l'utérus. Celle-ci tend même à les relâcher et à rapprocher, en particulier, l'insertion du pédicule utéro-
ovarien sur la corne utérine de son insertion sur

le détroit supérieur. Les pédicules vasculaires et
ligamenteux de l'utérus s'élèvent donc avec lui, de
façon à pouvoir être facilement saisis et sectionnés.

D'autre part, les adhérences pathologiques, lorsqu'elles existent, comme il arrive presque toujours dans les annexites, sont, elles aussi, beaucoup
plus faciles à décortiquer lorsqu'on les attaque *de
bas en haut*. C'est là un fait d'observation quoti-
dienne. Les adhérences des annexes enflammées
aux parties voisines se font presque toujours à
leur partie supérieure, aux points où elles sont en
contact avec les intestins, beaucoup plus vasculaires que les parois pelviennes et suceptibles, par
conséquent, de former plus facilement de solides
adhérences. Les adhérences au fond du bassin
sont en général légères; il y a là des vides, des
plans de clivages, des points où le péritoine est
resté libre. Les annexes, en effet, ne contractent
d'adhérences qu'avec les points qui sont en contact
avec elles et, dans les conditions ordinaires,
comme elles ne tombent point jusqu'au fond du
Douglas, le fond du Douglas reste libre. De plus,
la pression exercée de bas en haut sur les annexes
tend à les rapprocher de leur point d'insertion à
la paroi pelvienne qui n'est autre que le pédicule utéro-ovarien, tandis que la pression de
haut en bas tire au contraire sur ce pédicule en

tendant à l'allonger et rencontre des résistances qui occasionnent souvent des déchirures.

Bref, c'est là un fait incontestable : que l'utérus et les annexes soient libres ou qu'ils présentent des adhérences pathologiques avec les parties voisines, il est infiniment plus simple de les attirer et de les enlever lorsqu'on les attaque *de bas en haut* que lorsqu'on les attaque de haut en bas.

Il faudra donc, dans toute hystérectomie, s'efforcer autant que possible d'attaquer les organes à enlever, c'est-à-dire le bloc utéro-annexiel, en conduisant son opération de *bas en haut*, et en *commençant l'attaque par le pôle inférieur*.

Quand l'utérus est peu adhérent, libre, mobile et facile à attirer en tous sens, cela n'a qu'une importance secondaire. Mais — et j'insiste beaucoup sur ce point, sur lequel j'aurai l'occasion de revenir souvent, — lorsque l'utérus est immobile et surtout lorsqu'il est adhérent aux parties voisines, comme il arrive communément dans les annexites, ce point a une importance capitale et domine absolument toute la technique de l'hystérectomie abdominale.

Il y a quatre procédés qui, dans l'hystérectomie subtotale, permettent de profiter dans une mesure plus ou moins étendue, des facilités que donne

l'attaque de bas en haut. Comme je suis convaincu
de la supériorité de cette façon d'agir, que l'on peut
et que l'on doit toujours employer, sauf dans le
cancer de l'utérus, qui sera étudié à part, je ne
décrirai que les procédés qui permettent de le
faire. Il faut les connaître tous. Mais lorsqu'on les
connaît bien, ils suffisent à tous les cas et permettent de mener à bien les hystérectomies les plus
difficiles.

Je les décrirai successivement, et ce n'est que
lorsque je les aurai décrits que j'étudierai leurs
indications respectives.

Ces quatre procédés sont :

1° L'hystérectomie par décollation ;

2° L'hystérectomie par incision continue trans-
verse (procédé de Howard, A. Kelly, procédé
américain) ;

3° L'hystérectomie par extirpation première de
l'utérus (procédé de Terrier) ;

4° L'hystérectomie par hémisection.

A. — HYSTÉRECTOMIE PAR DÉCOLLATION

Le principe sur lequel repose ce procédé, que j'ai décrit en 1900, est bien simple. Nous avons vu plus haut que le principal moyen de fixité de l'utérus est sa continuité avec le vagin. Il suffit donc de séparer l'utérus du vagin en le sectionnant au-dessus des insertions vaginales, au niveau de l'isthme, pour qu'il devienne libre et ne tienne pour ainsi dire plus, sauf par des adhérences pathologiques, si elles existent. La section du col utérin, *la décollation utérine*, qu'on exécute avant toute autre manœuvre, est donc le point capital et comme le pivot de cette opération.

Voici comment elle s'exécute :

Supposons, pour fixer les idées, qu'il s'agisse d'un fibrome de moyen volume, facilement mobilisable. Les choses se passeraient d'ailleurs d'une façon identique s'il s'agissait d'un fibrome gros ou petit, ou d'annexites bilatérales peu adhérentes aux parties voisines.

La malade étant sur le plan incliné à 15° au minimum, le ventre ouvert et les lèvres de l'incision largement écartées par la valve sus-pubienne, le chirurgien étant à gauche de la malade, i. tumeur est attirée au dehors et renversée autant que possible sur le pubis, soit avec un tire-bouchon, soit avec une pince appropriée.

Dans ces conditions, le cul-de-sac de Douglas se présente libre et facilement accessible, surtout si les anses intestinales sont bien refoulées vers le diaphragme avec les compresses que l'on emploie d'ordinaire pour cet usage. Quand l'œil plonge jusqu'au fond du Douglas, rien n'est plus simple que de voir l'isthme utérin. Les ligaments utéro-sacrés, dont la saillie antéro-postérieure est facile à voir et à reconnaître, viennent en effet, à droite et à gauche, s'insérer sur les côtés du col, et la région lisse et légèrement bombée qu'on aperçoit entre les insertions antérieures de ces deux ligaments n'est autre chose que la face postérieure du col. Immédiatement au-dessous est la paroi vaginale, dans la région du cul-de-sac postérieur. Sous l'influence de la traction de l'utérus vers le haut, elle apparaît plane et même concave, contrastant singulièrement avec la convexité du col situé immédiatement au-dessus.

Plus haut, au-dessus du col, est la face posté-

rieure de l'utérus qui va en s'élargissant de plus
en plus. Entre la face postérieure du col et la face
postérieure du corps utérin, au niveau du bord supérieur des ligaments utéro-sacrés qui convergent
vers ce point, est une partie légèrement rétrécie,
très facile à reconnaitre quand on l'a vue une seule
fois, et qui correspond précisément à l'isthme
utérin. C'est sur ce point que devra porter la section.

Lorsqu'il s'agit d'un utérus normal, comme
dans une annexite double, ou d'un fibrome régulier,
il n'est pas possible de se tromper. Mais s'il s'agit
d'un corps utérin plus ou moins irrégulièrement
bosselé par des noyaux fibromateux de volume
variable, il peut devenir un peu plus difficile de
découvrir l'isthme utérin. On le reconnait alors
non pas à l'œil, mais au doigt. L'index porté dans
le fond du Douglas, entre les deux ligaments
utéro-sacrés, déprime en avant la paroi postérieure du vagin, souple et inconsistante. En remontant vers l'utérus, le doigt sent bientôt la saillie
du col qui résiste et ne saurait être confondu avec
la paroi vaginale. A deux centimètres et demi ou
trois centimètres au-dessus du point où commence
le corps, se trouve l'isthme utérin.

Lorsqu'on est sûr de bien avoir sous les yeux la
face postérieure de l'isthme utérin, on prend de

gros ciseaux courbes à pointes mousses et en deux
ou trois coups, quelquefois même en un seul, on
tranche cet isthme utérin (fig. 29). C'est la manœu-

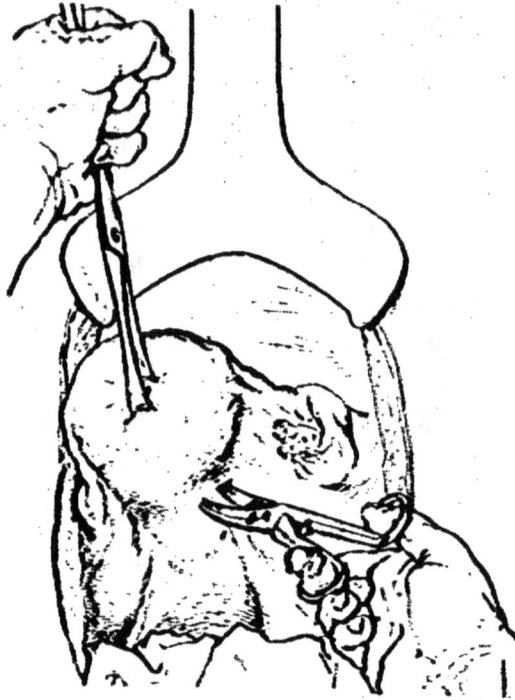

Fig. 29. — L'utérus est attiré en haut et en avant. Les ciseaux se
préparent à trancher l'isthme utérin.

vre capitale, la *section première* du col, comme je
disais autrefois, la *décollation utérine*, comme je
tiens à dire aujourd'hui.

Il est extrêmement facile de faire cette section

sans risque aucun pour la vessie. D'abord, dans les
cas ordinaires, c'est précisément au niveau de
l'isthme que se trouve le cul-de-sac péritonéal

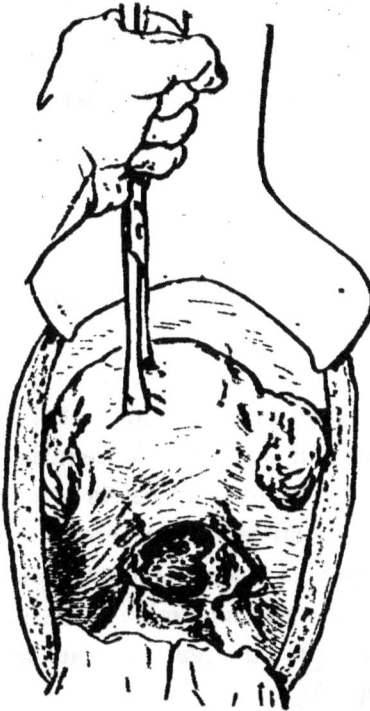

Fig. 30. — L'isthme utérin a été sectionné. Le corps ne tient plus
au col que par une languette de tissu utérin. On aperçoit l'artère
utérine droite.

vésico-utérin et que cesse, par conséquent, le
contact de la vessie et de l'utérus, de sorte que si
même l'on dépassait, en avant, la face antérieure

de l'utérus, dans le plus grand nombre des cas
on tomberait au niveau du cul-de-sac vésico-
utérin lui-même ou au-dessus de ce cul-de-sac,
sans risquer d'intéresser la vessie. Mais il y a
mieux et il est très facile de se rendre un compte
exact de la profondeur à laquelle on se trouve
dans l'épaisseur de l'isthme utérin. La traction
sur le corps de l'utérus fait en effet bâiller en
arrière l'incision de l'isthme, la cavité centrale
bientôt atteinte sert de point de repère, et je le
répète, à moins d'agir avec une impardonnable
brutalité, il est pour ainsi dire impossible de blesser la vessie.

Dès ce moment, le col et le corps utérin se
trouvent séparés l'un de l'autre, et si l'on tire sur
le corps, on sent que la résistance invincible qui le
maintenait fixé au fond du bassin a complètement
disparu. Il se laisse attirer vers le haut, retenu
seulement par les ligaments larges, souples et qui
se prêtent avec une admirable élasticité à tous les
mouvements que l'on veut imprimer au corps de
l'utérus (fig. 30).

On peut alors, si l'on veut — et c'est une manœuvre que je recommande —, saisir avec une pince de
Museux la tranche du col utérin, de façon à l'avoir
immédiatement sous la main dans la suite de l'opération. On peut aussi, si l'on y tient, cautériser dès

maintenant, avec le Paquelin, la cavité utérine qui apparaît au centre de la section du col. Mais ces deux manœuvres ne sont pas indispensables et j'ai coutume de n'exécuter la seconde qu'immédiatement après m'être débarrassé des organes à enlever.

J'en dirai tout autant de la conduite à tenir vis-à-vis des artères utérines. En général, je ne m'en occupe que lorsque l'utérus est dans le bassin destiné à le recevoir. Il est cependant bon de connaître les diverses éventualités qui peuvent se produire.

Quelquefois — rarement — les ciseaux attaquant l'isthme peuvent sectionner une des artères utérines, qui montent parallèlement aux bords de cet isthme. Un jet de sang, qui n'a rien de bien terrible, en avertit, et rien n'est plus simple, si on tient à l'arrêter, que de pincer le vaisseau, qui est presque toujours bien visible dans l'angle de l'incision, avec une pince dont les mors doivent être assez courts et les branches assez longues. Puis on reprend la décollation qui n'en est pas plus compliquée.

Souvent, la décollation une fois terminée, les utérines donnent un peu de sang de chaque côté, et on peut, si l'on craint que l'hémorragie ne soit trop forte, l'arrêter immédiatement.

Souvent enfin, et c'est peut-être là le cas le plus

fréquent, les utérines ne donnent rien. La section
portant uniquement sur le col ne les a pas inté-
ressées. Elles ont été déchirées pendant les manœuvres finales qu'il me reste à décrire, et lorsque la tumeur est enlevée, on les aperçoit toutes
deux, de chaque côté du col, donnant à peine quelques gouttes de sang et prêtes à recevoir une pince
ou une ligature.

Nous voici donc au moment où la décollation est
terminée et où l'utérus ne tient plus que par les
ligaments larges. Le feuillet péritonéal, qui tapisse
la partie postérieure de l'utérus et des ligaments
larges, est coupé transversalement au niveau de
l'isthme sur quatre ou cinq centimètres environ.
Le feuillet antérieur, qui passe devant l'utérus et
les ligaments larges et au niveau du cul-de-sac
vésico-utérin, est encore intact.

Dès ce moment, les manœuvres deviennent
d'une simplicité plus grande encore et l'extirpation
de l'utérus et des annexes n'est plus qu'une affaire
de quelques secondes.

La main gauche soulevant toujours l'utérus avec
énergie, de façon à ouvrir le plus largement possible l'espace qui sépare les deux segments de l'utérus divisé, on pousse alors délibérément deux ou
trois doigts de la main droite — index et médius,
index, médius et annulaire, au besoin — d'arrière

en avant, la face palmaire en haut. Le bout des
doigts vient immédiatement buter contre le feuillet
péritonéal antérieur, au niveau du cul-de-sac
vésico-utérin qu'il effondre. Les doigts se trouvent

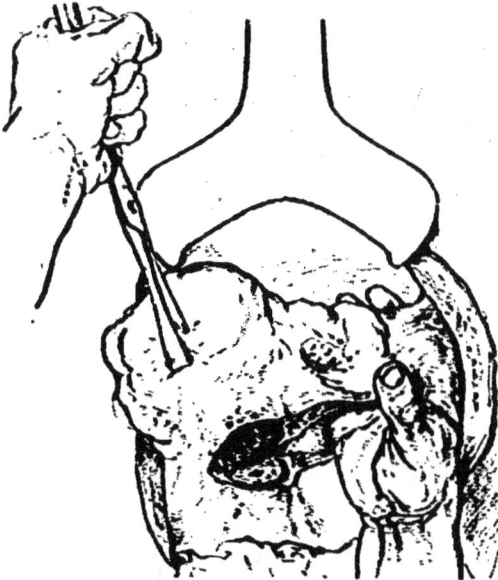

Fig. 31. — La main droite, ayant effondré le feuillet péritonéal antérieur, soulève et péliculise le ligament large droit.

alors en avant de l'utérus et des ligaments larges,
le pouce étant resté en arrière. En portant la main
vers la droite, on ramasse entre le pouce et l'index
le ligament large droit qui se trouve ainsi pédiculisé, et rien n'est plus simple que de l'isoler ainsi,
en le soulevant de bas en haut, jusqu'à son insertion

sur la paroi pelvienne en dehors des annexes (fig. 31).

Dans cette manœuvre, on entraîne souvent l'artère utérine dont les petites branches se rompent au moment où l'artère s'écarte des bords de l'utérus.

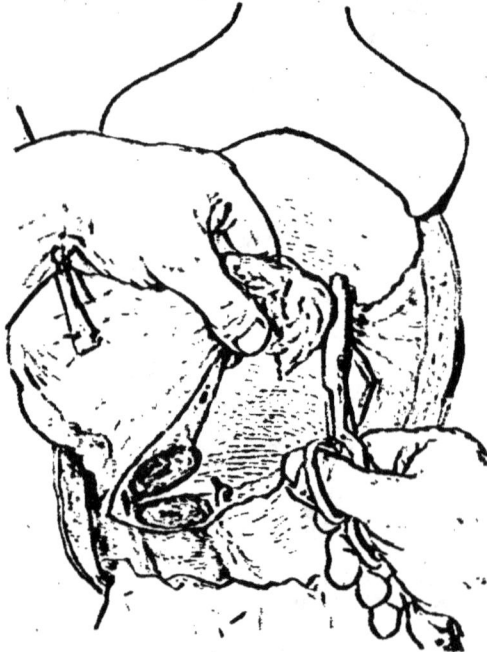

Fig. 32. — Pincement du ligament large droit.

Mais le tronc de l'artère ne se rompt pas toujours, et il peut ne pas couler une goutte de sang, car l'anse tout entière est rejetée en dehors, et sectionnée seulement près de son anastomose avec l'utéro-ovarienne ou même complètement épargnée.

On saisit alors, avec la main gauche, le ligament large pédiculisé, pendant que la main droite, qui s'est armée d'une pince forte, étreint ce pédicule qu'on tranche ensuite d'un coup de ciseaux (fig. 32).

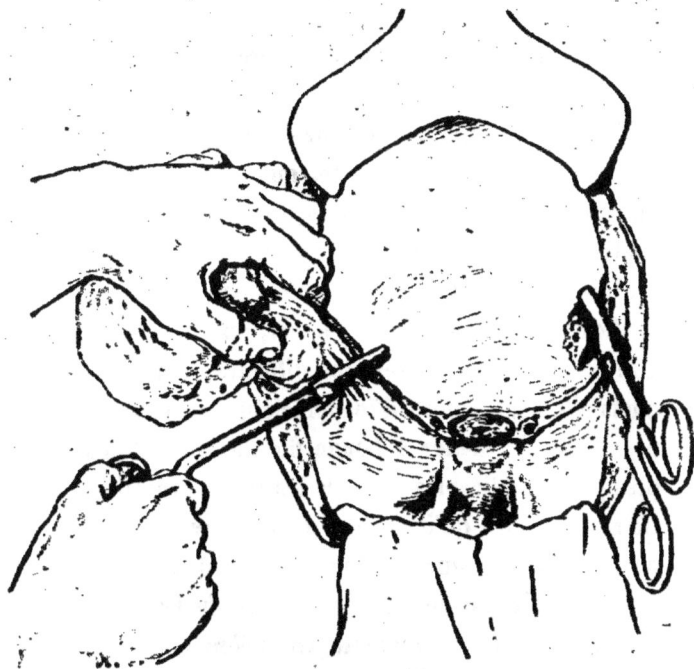

Fig. 33. — Le ligament large droit a été sectionné. L'utérus est basculé à gauche et une pince saisit le ligament large gauche.

L'utérus ne tenant plus à droite est alors basculé vers la gauche, le ligament large gauche se déroule, une pince le pédiculise en dehors des annexes et un dernier coup de ciseaux suffit à séparer complètement le bloc utéro-annexiel (fig. 33).

La première partie de l'opération est terminée.
Il ne reste plus qu'à faire les ligatures, à fermer
par des surjets attentifs le col et le péritoine pelvien et à achever l'opération de la façon qui parait
à chacun la meilleure et la plus correcte.

Telle est l'hystérectomie par décollation, extrè-
mement simple, je le répète, qu'il s'agisse d'un
fibrome ou d'annexites doubles, peu adhérentes et
facilement mobilisables.

Mais la décollation utérine n'est pas seulement
applicable aux cas simples. Il est, en effet, toute
une série de cas, et des plus difficiles, dans lesquels elle peut rendre d'inappréciables services et
permettre de mener à bonne fin des opérations
presque impraticables par tous les autres procédés.
Ce sont les cas, qu'il s'agisse de fibromes ou d'annexites, dans lesquels la tumeur, loin d'être libre
et accessible par derrière, au niveau du Douglas,
est, au contraire, adhérente en arrière, enclavée,
rétrofléchie, et où il est, en un mot, absolument
impossible de l'attirer en avant, fixée qu'elle est
d'une manière invincible, soit par des adhérences,
soit par quelque autre mécanisme, au rectum et
aux parties profondes de l'excavation sacrée.

Dans ces conditions, ce n'est plus par derrière

que le chirurgien ira, avant toute autre manœuvre,
sectionner le col, c'est *par devant*, au niveau du cul-
de-sac vésico-utérin, qui est alors presque toujours
très facilement accessible et même parfois comme

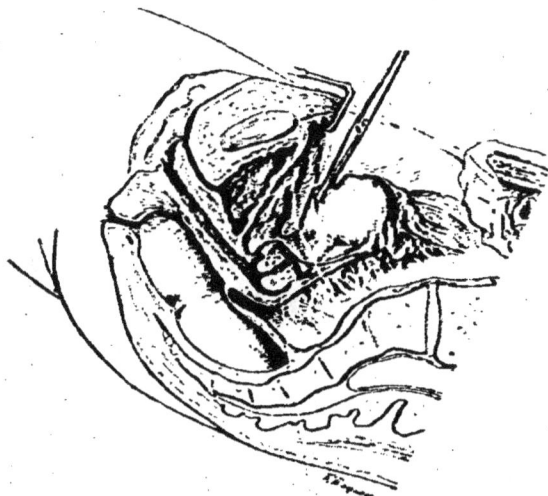

Fig. 31. — L'utérus et les annexes adhèrent en arrière : une pince
saisit l'utérus en avant, au-dessus du col.

projeté en avant, derrière la symphyse pubienne
(fig. 31).

Une bonne pince de Museux est amarrée sur
la partie inférieure du corps de l'utérus, au-dessus
de l'isthme, à un centimètre au-dessus du cul-de-
sac vésico-utérin, et avec des ciseaux courbes on
sectionne l'isthme *d'avant en arrière*, ce qui se
fait sans risques comme sans difficultés. Il est

alors, en général, assez simple, et je le dis
par expérience, d'amener en avant la partie
inférieure du corps de l'utérus, d'introduire
les doigts derrière lui, et de décoller ainsi, en

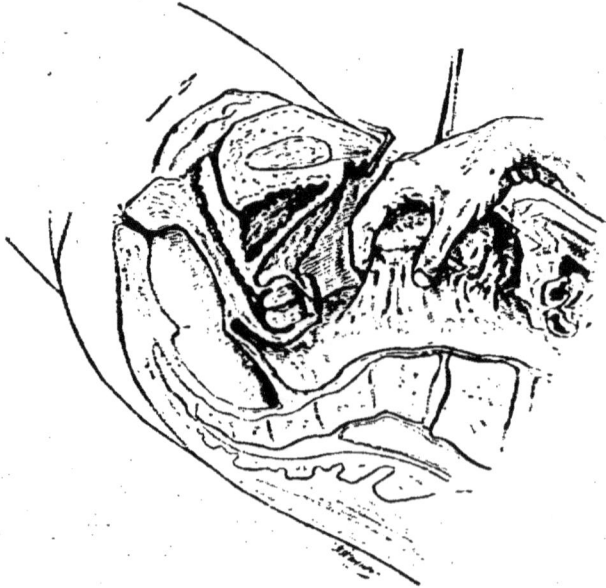

Fig. 35. — Le col utérin a été sectionné d'avant en arrière. La main
droite s'insinue derrière l'utérus qui est attiré en avant.

allant de bas en haut, des adhérences qui parais-
saient presque invincibles lorsqu'on voulait les
attaquer de haut en bas ; cela est d'autant plus
facile à comprendre que très souvent, presque
toujours même, pourrait-on dire, le fond du Douglas, dans lequel on pénètre immédiatement dès

la décollation utérine, est libre d'adhérences, et
que la face postérieure du corps utérin ne tient pas
aux parties voisines, même lorsque le fond de
l'utérus et les annexes leur sont unis par un épais
feutrage d'adhérences inextricables (fig. 35).

On peut encore, dans certaines annexites englo-
bant complètement l'utérus, couper d'abord transversalement le col, toujours d'avant en arrière,
pour pouvoir ensuite diviser l'utérus de bas en
haut sur la ligne médiane et pratiquer, en fin de
compte, une hémisection complète.

Dans ces cas difficiles et dans lesquels les lésions
anatomiques affectent une disposition tout à fait
particulière, les indications de la décollation utérine, par voie antérieure, sont donc des plus évi-
dentes, puisqu'elle seule permet de sortir avec
aisance d'une situation pleine de difficultés. Mais
il faut reconnaître que ces indications sont assez
rares. Dans les autres cas, les cas faciles dont j'ai
parlé au début, la décollation, par voie postérieure
cette fois, présente des indications moins urgentes,
puisque tous les procédés permettent, en somme,
de mener à bien ces opérations faciles; mais elle
donne à l'hystérectomie abdominale un grand caractère de simplicité, de facilité et d'élégance.

Ce procédé permet d'opérer avec une rapidité

vraiment incroyable. Le temps qu'elle demande pour enlever l'utérus ne se chiffre pas par minutes, mais par secondes; et il m'est arrivé, en opérant sans précipitation, de pouvoir enlever un fibrome en soixante-quinze, en soixante-cinq et cinquante-cinq secondes, comptées à partir du moment où j'enfonçais mon bistouri dans la peau de la ligne blanche.

Pour les annexites, je n'ai pas eu la curiosité de mesurer exactement le temps que demande l'exérèse. Il y a d'ailleurs presque toujours, dans ces cas, un examen minutieux de l'état des annexes, afin de se rendre compte de leur conservation possible, examen qui demande un certain temps et enlève toute valeur comparative aux chiffres que l'on pourrait obtenir, mais je ne crois pas exagérer en disant qu'une fois la décision prise d'enlever l'utérus et les annexes, après les avoir examinés, le ventre déjà ouvert, par conséquent, il ne faut pas pour les enlever, plus de vingt secondes environ.

Ce procédé convient aux cas dans lesquels l'utérus est mobile et se laisse facilement attirer en avant ou basculer sur le pubis, lorsque le cul-de-sac de Douglas est libre. C'est dire qu'il convient avant tout aux fibromes mobiles, à col allongé, et aux annexites non adhérentes dont le type est constitué par les ovarites scléro-kystiques. Dans tous les

autres cas, il est, ou inapplicable, ou très inférieur
aux autres procédés. Il est cependant une circonstance dans laquelle il reprend sa supériorité. C'est
lorsqu'on se trouve, comme je l'ai dit plus haut au
cours de la description de ce procédé, en présence
de fibromes enclavés ou d'annexites adhérentes,
avec utérus rétrofléchi et dont le fond est inaccessible. Mais dans ce cas, c'est à la décollation
antérieure qu'il faut avoir recours.

J'aurai l'occasion d'y revenir plus loin sur tous
ces détails.

La décollation présente quelques avantages qui lui
sont propres. C'est ainsi qu'elle donne, vis-à-vis de
l'uretère une grande sécurité. Non seulement
lorsqu'on tranche le col au niveau de l'isthme on
est dans l'impossibilité de blesser l'uretère, mais
encore l'attaque du col par la ligne médiane met
mieux à l'abri de cet accident que les autres procédés, l'hémisection à part. En effet, j'ai dit plus
haut que l'uretère était accolé au feuillet péritonéal
qui tapisse la paroi pelvienne et qu'il suit ce
feuillet dans ses mouvements. Dans l'exécution de
certains procédés, comme le procédé de Kelly,
par exemple, on peut, en essayant de décoller de
haut en bas les annexes adhérentes à la paroi pelvienne, pénétrer en dehors, dans la gaine des vais-

seaux iliaques et rejeter en dedans le feuillet
péritonéal, et avec lui l'uretère qui l'accompagne,
vers la ligne médiane, dans une région dangereuse
où il risquera d'être blessé. En attaquant le col par
derrière, au centre du bassin, comme dans la décollation, on est sûr de se trouver en dedans du
feuillet péritonéal pariétal auquel est adhérent
l'uretère et qui s'applique lui-même aux vaisseaux
pelviens. On est donc forcément situé en dedans
de l'uretère et toutes les manœuvres qui se font à
ce moment tendent à l'éloigner de la zone dangereuse.

C'est enfin avec la décollation qu'on obtient, en
avant, le lambeau péritonéal le plus étendu. C'est
qu'en effet le péritoine, au lieu d'être coupé par les
ciseaux en un point quelconque, est décollé de la
face antérieure de l'utérus, jusqu'au point où il
est décollable. Effondré par la poussée de la main,
il se déchire précisément au point où il devient
adhérent au tissu utérin, et c'est ainsi que se constitue naturellement un grand lambeau péritonéal
qui permettra une bonne reconstitution du péritoine
pelvien.

B. — HYSTÉRECTOMIE

PAR

INCISION CONTINUE TRANSVERSE

(PROCÉDÉ DE HOWARD, A. KELLY. — PROCÉDÉ AMÉRICAIN)

———

Le plan général qui domine ce procédé est très simple. On descend d'un côté, du côté droit, par exemple, de haut en bas, à travers le ligament large que l'on sectionne en passant, jusque sur le côté de l'isthme utérin. On tranche cet isthme, puis on bascule l'utérus du côté gauche et on remonte cette fois de bas en haut dans le ligament large qui tient encore, jusqu'à sa partie supérieure que l'on sectionne en terminant.

Dans les conditions ordinaires, ce procédé ne présente dans son exécution aucune difficulté, à condition, toutefois, que le côté par lequel doit commencer l'opération, soit à peu près libre et qu'on puisse facilement descendre vers le col utérin, à travers le ligament large.

Comme toujours, le chirurgien se place à gauche

5

de la malade. Il peut dans ces conditions exécuter
son opération soit en commençant par le côté droit
de l'utérus et finissant par le côté gauche, soit, au
contraire, en commençant par la gauche et finissant
par la droite. Cependant, si rien dans la disposition

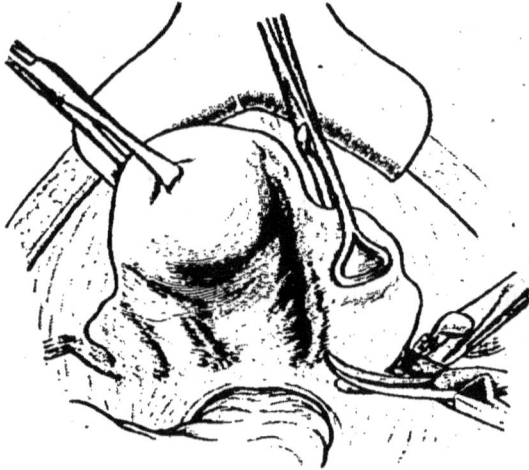

Fig. 36. — L'utérus et les annexes sont attirés vers la gauche. Section
du pédicule utéro-ovarien droit.

des lésions ne vient influencer son choix, il est
plus simple et plus facile, le chirurgien étant à
gauche, de commencer par la droite.

Le ventre étant ouvert et l'utérus attiré avec un
tire-bouchon ou avec une pince, on sectionne le
pédicule utéro-ovarien droit, en passant entre les
annexes et la paroi pelvienne (fig. 36). On coupe de

même le ligament rond et on descend à travers le
ligament large jusque sur le côté du col. On voit
alors facilement, en attirant l'utérus à gauche, les
vaisseaux utérins du côté droit qu'on coupe après
les avoir pincés (fig. 37). On se trouve alors au

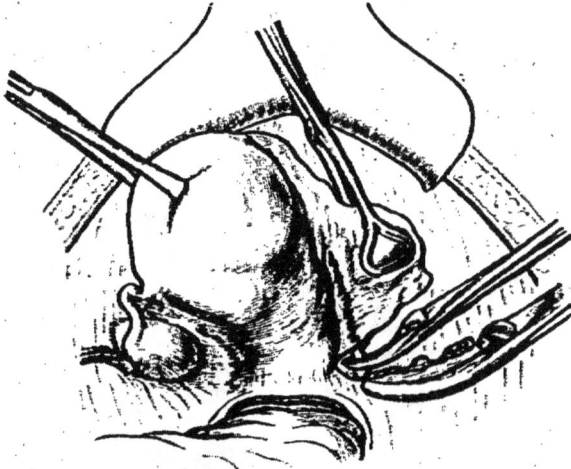

Fig. 37. — Le ligament large droit est sectionné. Pincement de
l'artère utérine droite.

contact de l'isthme utérin. Avec de forts ciseaux
courbes, qui sont pour cet usage préférables à tous
les autres instruments, on tranche l'isthme utérin,
au centre duquel la cavité cervicale constitue un
point de repère précieux. Puis une pince à traction
vient saisir le pôle inférieur de l'utérus au niveau
de la surface de section (fig. 38).

On aperçoit alors, en tirant un peu sur la pince,

perdus dans le tissu cellulaire para-cervical, les
vaisseaux utérins qui, sortant du plancher du
ligament large, se dirigent vers le bord de l'utérus.
On les saisit avec une pince (fig. 39). Si on ne les
voit pas, le plus simple est de tirer sur l'utérus en

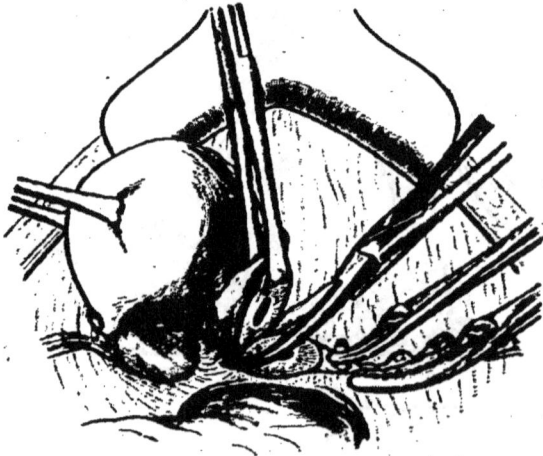

Fig. 38. — Section de l'isthme utérin.

continuant à le basculer vers la droite. On finit
alors par apercevoir l'artère, à moins qu'elle ne se
rompe et ne traduise sa présence par un jet de
sang, souvent très faible ou presque nul, toute artère
qui se déchire ayant une tendance à s'oblitérer
spontanément. On continue à tirer sur l'utérus en
le basculant de plus en plus vers la gauche. Le
ligament large se déroule avec une grande facilité,

même lorsque les annexes de l'utérus sont adhérentes aux parties voisines, et le bloc utéro-annexiel
ne tient bientôt plus à la paroi pelvienne que par
le ligament rond et le pédicule utéro-ovarien qu'on
saisit avec une pince et qu'on tranche d'un coup
de ciseaux (fig. 40).

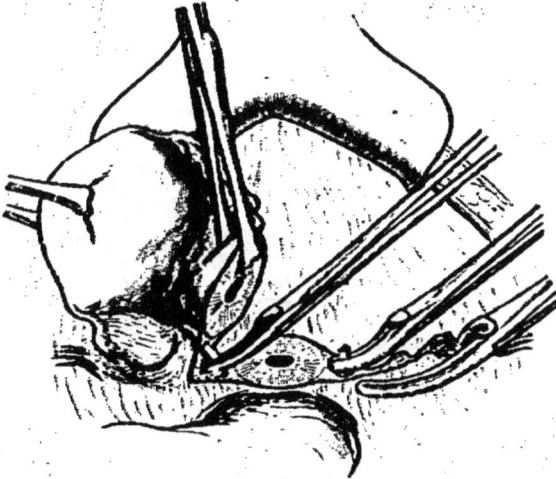

Fig. 39. — L'isthme utérin est tranché. Pincement de l'artère utérine
gauche.

L'extirpation de l'utérus est terminée. Il ne
reste plus qu'à finir son opération comme dans
tous les autres procédés.

Le procédé de Kelly nécessite donc l'attaque de
l'utérus de haut en bas dans la première partie de
l'opération. Il y a, nous l'avons vu, à cette façon
de faire de gros inconvénients, lorsque les annexes

sont adhérentes sur le côté. Mais lorsque les annexes sont libres, cette attaque de haut en bas est
fort simple et ce procédé permet d'enlever l'utérus
très rapidement.

C'est peut-être lui qui présente le caractère le

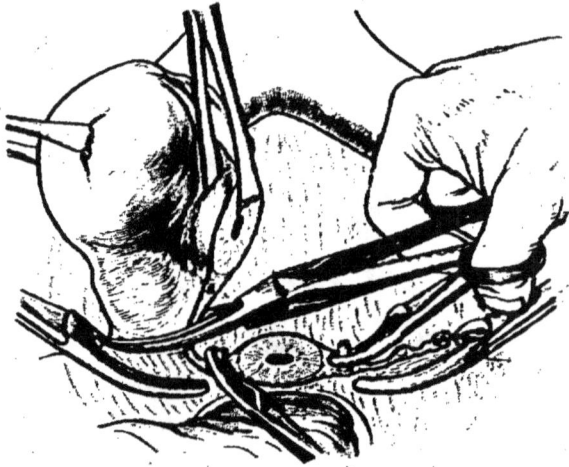

Fig. 40. — Pincement et section du ligament large gauche.

plus général et on peut l'employer dans un très grand
nombre de cas, aussi bien dans les fibromes
que dans les annexites. Dans les cas très faciles
je lui préfère la décollation, qui est plus rapide
et plus élégante, mais il n'y a contre lui aucune
objection à formuler. Il n'est contre-indiqué que
lorsqu'il est impossible ou difficile de commencer
de haut en bas l'attaque du ligament large, c'est-à-

dire dans les cas d'annexites doubles avec adhérences multiples ou d'utérus enclavé ou adhérent
en rétroflexion, cas dans lesquels il faut employer
respectivement l'hémisection et la décollation antérieure.

C. — HYSTÉRECTOMIE
PAR
EXTIRPATION PREMIÈRE DE L'UTÉRUS
(PROCÉDÉ DE TERRIER)

———

C'est à juste titre que ce procédé porte le nom de Terrier, qui l'a systématisé et régulièrement décrit dans la Thèse de Delage en 1901. Mais l'idée qui l'inspire avait déja été exprimée, et par Villar, de Bordeaux, et par moi-même au Congrès de chirurgie de 1898. Villar a même fait faire sur ce sujet, en 1899, la thèse de son élève Chapeyrou[1]. Voici ce que j'écrivais en propres termes dans une clinique parue en 1900, dans le *Journal des Praticiens*[2] :

« En principe, rien n'est plus simple que cette opération (l'extirpation des annexes d'abord, puis de l'utérus, par le procédé de Delagenière), et en effet, lorsque les annexes sont peu adhérentes, elle

1. Chapeyrou. De l'hystérectomie abdominale totale, comme premier temps de l'extirpation des salpingites purulentes. Th. Bordeaux 1899.
2. *Journal des Praticiens*, 1900, p. 17.

ne présente aucune difficulté véritable. Mais dès
que le cas devient un peu compliqué et pour peu

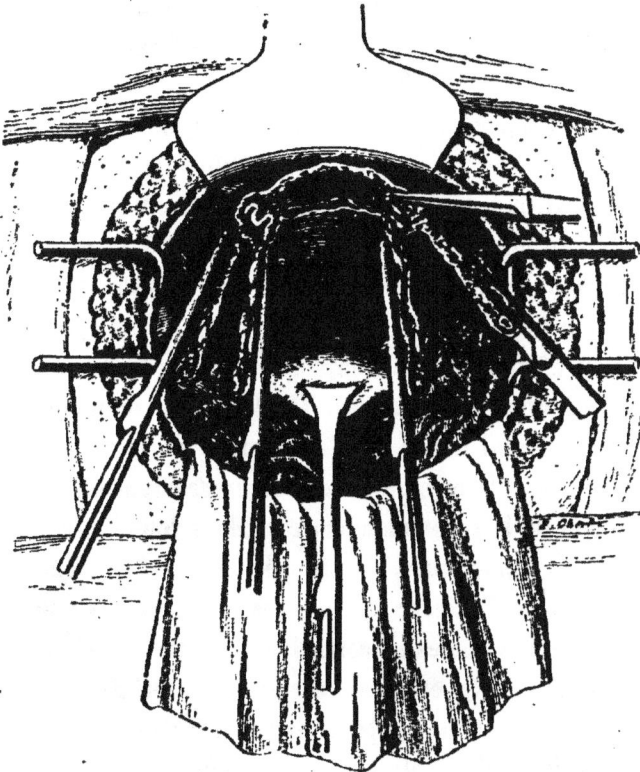

Fig. 41. — Les ligaments larges ont été coupés au ras de l'utérus, le péritoine a été sectionné en avant, au niveau de l'isthme. Les artères utérines sont découvertes. L'utérine droite est saisie avec une pince.

qu'il y ait entre les annexes et les parties voisines
des adhérences séricuses, le premier temps de cette

opération, l'extirpation des annexes, peut présenter
de très grandes difficultés, précisément parce que,
dans ce procédé, on se prive de la manœuvre qui
facilite le plus le décollement et l'extirpation des
annexes, je veux dire leur extirpation de bas en
haut. En gardant l'utérus pour la fin, on se prive
en outre de la grande commodité que procure
son extirpation première qui, en laissant la place
libre au milieu du petit bassin, permet à la main
d'évoluer avec la plus grande facilité. Cette extirpation préalable de l'utérus est en effet très importante et dans les cas compliqués, facilite beaucoup
l'extirpation des annexes. C'est ce que mon col-
lègue et ami Villar de Bordeaux, a parfaitement
compris. Il la recommande chaleureusement et il a
raison de la recommander, car, dans tous les cas
un peu compliqués, il est réellement beaucoup
plus facile d'enlever les annexes avec l'utérus que
les annexes seules, à condition d'enlever l'utérus
en premier lieu et de se servir de la brèche que
laisse son extirpation pour manœuvrer dans le fond
du petit bassin et attaquer les annexes par leur côté
le plus vulnérable. »

C'est là une idée profondément juste et Terrier a
rendu un grand service en la développant, en sys-
tématisant cette manœuvre et en lui donnant l'au-
torité de son grand nom.

L'exécution de ce procédé est facile à conce-
voir :

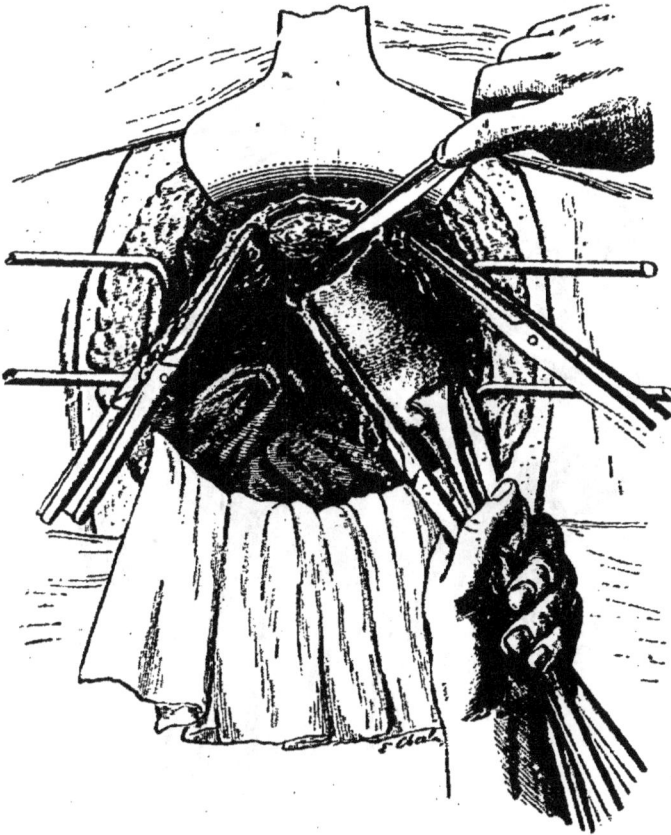

Fig. 52. — Section du col de l'utérus.

L'utérus étant saisi au niveau de son fond avec
une bonne pince à traction, une longue pince de
Kocher est placée de haut en bas contre le bord de

l'utérus, depuis le pédicule annexiel jusque dans
la région de l'isthme; une pince identique est pla-

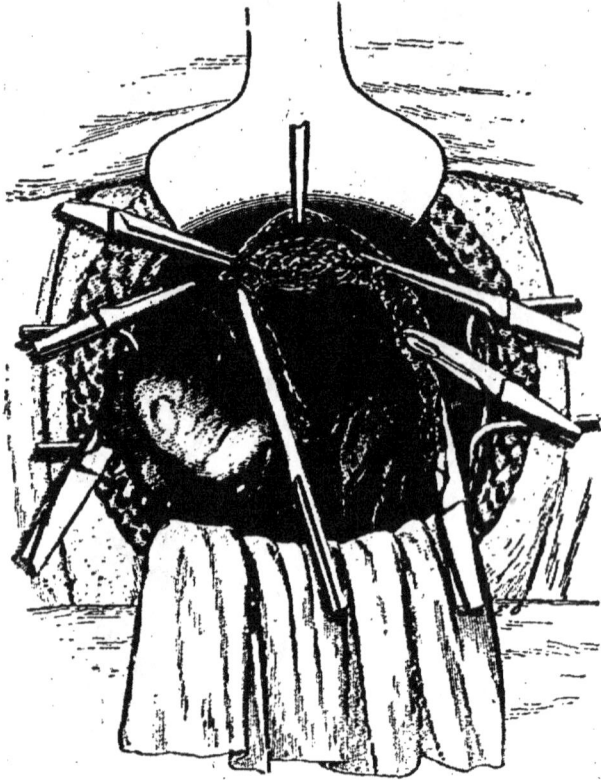

Fig. 13. — L'utérus a été enlevé ainsi que les annexes droites. Les
annexes gauches sont prêtes à être attaquées.

cée un peu en dehors sur toute la hauteur du ligament large. Celui-ci est sectionné entre les deux
pinces. La même manœuvre est répétée du côté

opposé, et l'utérus se trouve ainsi séparé des an-

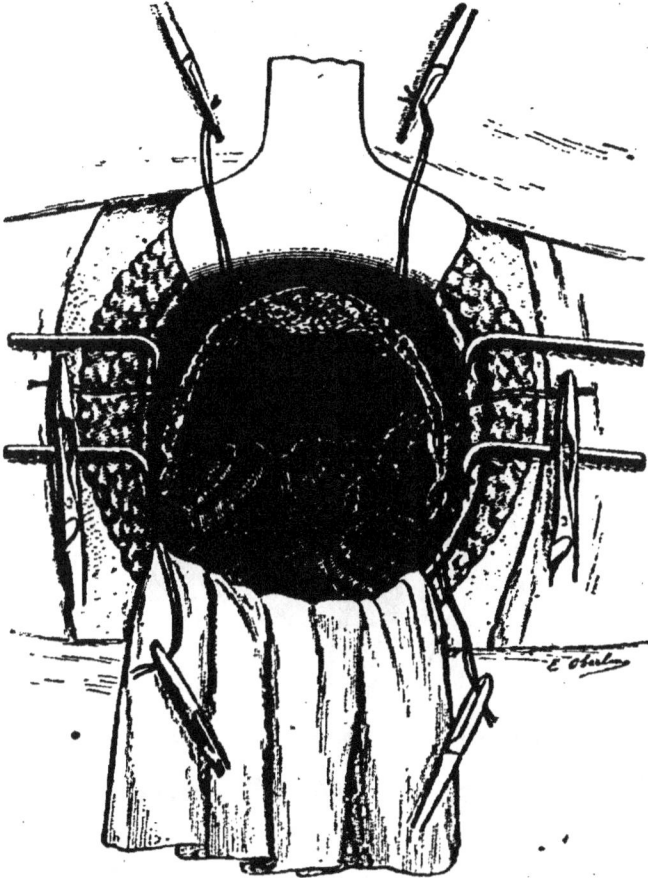

Fig. 44. — L'ablation de l'utérus et des annexes est terminée, les six pédicules artériels sont liés. Il ne reste plus qu'à exécuter le surjet péritonéal.

nexes des deux côtés, ne tenant plus que par le

col (fig. 41). On sectionne celui-ci au niveau de
l'isthme et on enlève l'utérus (fig. 42).

Dans ces conditions, on se trouve avoir au centre

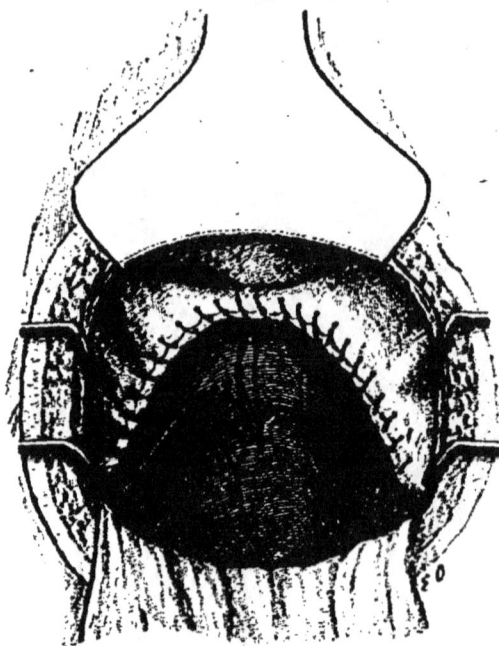

Fig. 43. — Le surjet péritonéal est terminé.

du bassin, à la place de l'utérus disparu, un espace
libre où la main peut évoluer à l'aise et attaquer de
chaque côté les annexes adhérentes, car c'est dans
les cas d'annexites doubles difficiles à enlever que ce
procédé trouve ses indications principales (fig. 43).

Mais si ce procédé est très simple lorsque l'uté-

rus est peu adhérent aux annexes, il peut être
quelquefois rendu très difficile par les adhérences
intimes qui unissent souvent les annexes à l'utérus. En réalité, les pinces à longs mors, que Terrier recommande de mettre de haut en bas de
chaque côté de l'utérus, sont inutiles et il suffit
de descendre le long du bord interne en pinçant
devant soi les quelques vaisseaux qui peuvent saigner. On tourne ainsi la difficulté qu'il peut y avoir
à placer de chaque côté, sur l'insertion utérine du
ligament large, les deux pinces parallèles entre
lesquelles portera la section et qu'il peut être impossible de mettre en place par suite de l'adhérence
des poches salpingiennes à la partie latérale et
postérieure de l'utérus.

Mais on peut avoir, malgré tout, beaucoup de
mal, avec ou sans pinces, à séparer les annexes de
l'utérus sans les déchirer et sans les ouvrir. Nous
allons voir que, dans ces conditions, il y a mieux à
faire.

Quoi qu'il en soit, dans les cas d'annexites doubles
adhérentes et difficiles, le procédé de Terrier est
excellent. Ce n'est pas, à mon avis, le meilleur,
mais cela ne l'empêche pas d'être excellent.

D. — HYSTÉRECTOMIE PAR HÉMISECTION

Ce procédé, que j'ai exécuté et décrit pour la

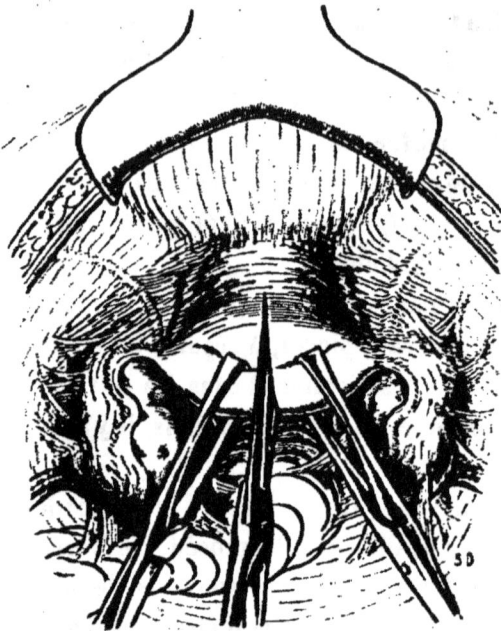

Fig. 16. — L'utérus est saisi avec deux pinces et attiré vers le haut. Début de l'hémisection.

première fois en 1897, est d'une grande simplicité.

Le ventre étant largement ouvert et les intestins bien protégés par des compresses, comme
dans tous les procédés, on saisit le fond de l'utérus

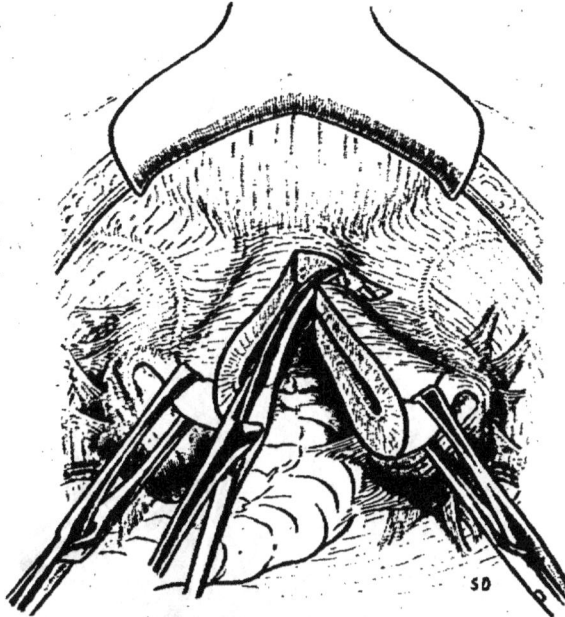

Fig. 17. — L'hémisection est terminée jusqu'à l'isthme. Section de
la moitié droite au niveau de l'isthme.

avec deux pinces solides qui mordent chacune un
peu en dehors de la ligne médiane.

Puis, avec de forts ciseaux droits, on sectionne
alors l'utérus sur la ligne médiane, du fond vers le
col. On poursuit cette section jusqu'à l'isthme, au
niveau du cul-de-sac vésico-utérin. Il est très facile,

6

en se repérant sur la cavité utérine, qu'on n'a qu'à
suivre, de se tenir exactement au milieu de l'utérus
et d'éviter ainsi toute hémorragie. Le suintement
sanguin est insignifiant (fig. 46).

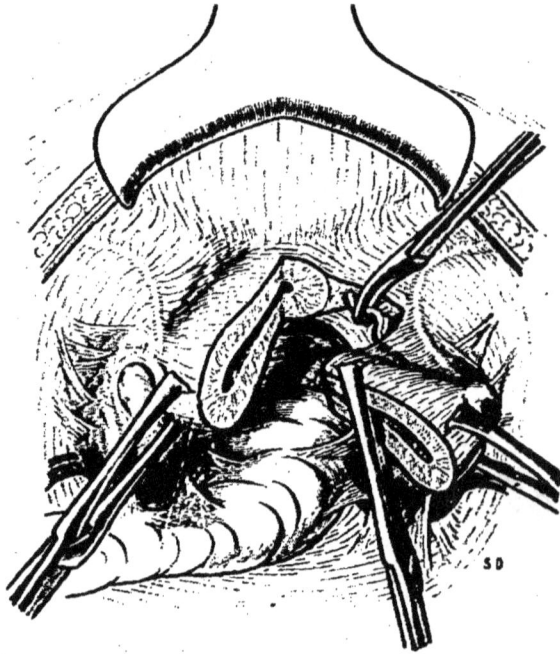

Fig. 48. — La moitié utérine détachée du col est attirée vers le haut.
Pincement de l'utérine droite.

Après le premier coup de ciseaux qui ouvre le fond
de la cavité utérine, j'ai l'habitude d'enfoncer dans
cette cavité la lame du thermo-cautère et de la
stériliser énergiquement.

L'utérus se trouve ainsi partagé en deux moitiés,
jusqu'à l'isthme. On saisit alors une des moitiés,
la droite, par exemple, avec une pince à traction

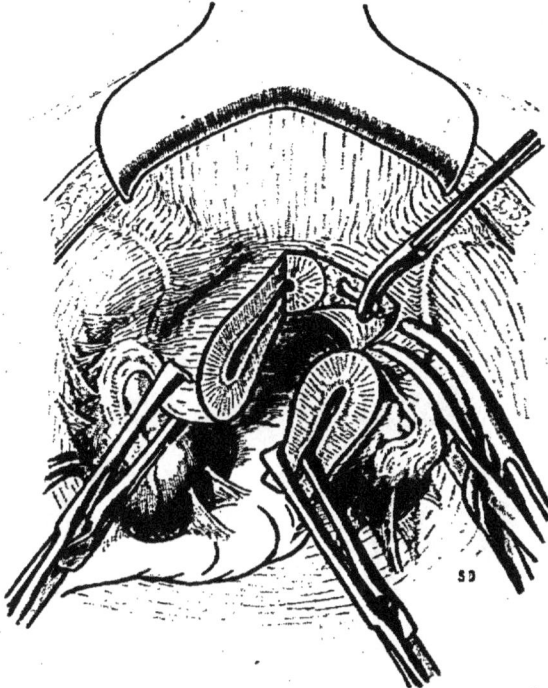

Fig. 49. — Renversement de la moitié utérine droite. Pincement et
section du ligament large.

qui vient s'amarrer près de l'isthme et, d'un coup
de gros ciseaux courbes donné au niveau de l'isthme
on sépare cette moitié utérine du col auquel elle
tenait encore (fig. 47).

En tirant sur cette moitié utérine par la pince

amarrée près de la tranche inférieure, on la retourne
en la faisant pivoter autour de l'insertion des
annexes. On aperçoit alors par leur côté interne les
vaisseaux utérins qu'il est facile de couper après

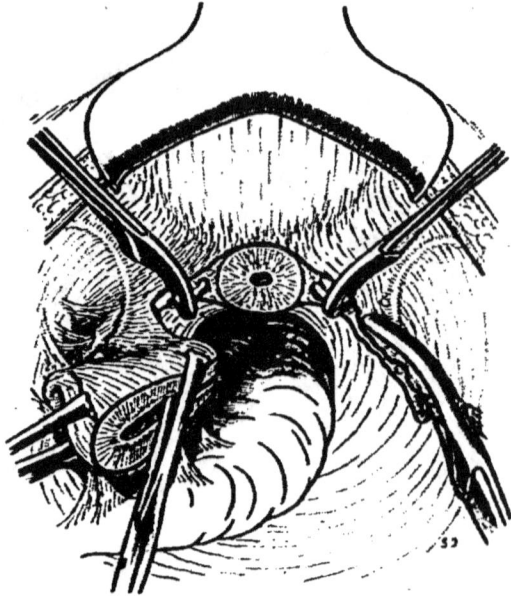

Fig. 50. — La moitié utérine droite a été enlevée après pincement du
ligament large. Section de la moitié gauche au niveau de l'isthme
et pincement de l'utérine.

les avoir pincés (fig. 48). En continuant à tirer
sur la moitié utérine renversée, on attire les
annexes que la main gauche, profitant de l'espace
laissé libre par le renversement de la moitié uté-

rine, contribue à décoller en les attaquant par-dessous. Quand le décollement est terminé, on pince le
pédicule constitué par le ligament rond et les vaisseaux utéro-ovariens et on le tranche, enlevant à

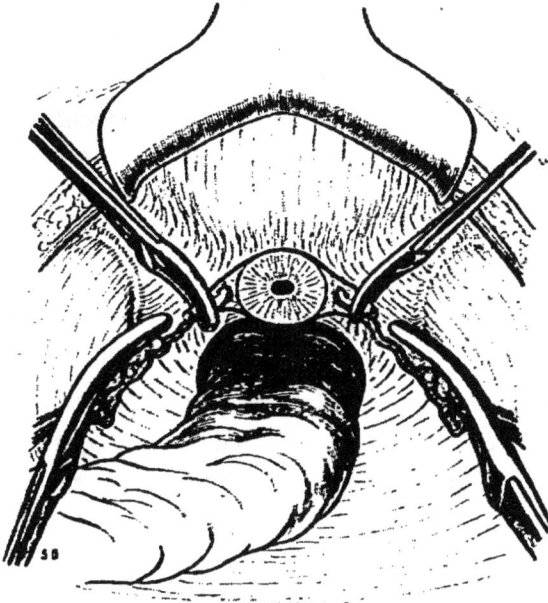

Fig. 51. — L'extirpation des deux moitiés utérines est terminée.
Il ne reste qu'à faire le surjet péritonéal.

la fois les annexes et la moitié utérine correspondante (fig. 49 et 50).

On n'a plus qu'à répéter à gauche une manœuvre
identique et à terminer l'opération comme à l'ordinaire (fig. 51).

Ce procédé ne répond évidemment qu'aux cas dans lesquels l'utérus est petit. Il doit donc être, dans les fibromes, écarté de parti pris. Mais, en revanche, il peut être employé dans tous les cas d'annexites. Cependant, ses indications véritables ne sont pas aussi étendues. Elles se réduisent aux cas dans lesquels les annexes sont adhérentes des deux côtés. Dans ces conditions et lorsque les adhérences annexielles aux parois pelviennes sont très intimes, l'hémisection utérine constitue le procédé de choix. Il en est de même dans certains kystes bilatéraux inclus dans les ligaments larges et adhérents aux organes du petit bassin. Il est alors très supérieur aux autres et permet de faire, souvent avec la plus grande facilité, des opérations presque impraticables ou tout au moins très difficiles par tous les autres procédés.

Quel que soit le procédé employé, lorsque l'utérus et les annexes ont été enlevés, la fin de l'opération est la même. Il faut lier les vaisseaux et réparer, aussi bien que possible, les brèches péritonéales. Quelquefois enfin, il faut drainer.

Avant tout, il convient de se débarrasser des pinces qui encombrent le bassin et de faire les ligatures.

Je les fais toujours au catgut n° 2. Je ne laisse jamais dans le bassin un≺ ≺c≀e ou un fil non résorbable quelconque.

Les deux premières ligatures sont jetées sur les utérines. Pour éviter que les ligatures ne glissent et pour avoir, au point de vue de l'hémostase, une sécurité absolue, il est deux précautions que je prends toujours et que je ne saurais trop recommander.

Il faut d'abord passer les catguts dans les tissus avec une aiguille. Il faut même les passer en deux endroits, de part et d'autre du vaisseau à lier. De cette façon, ils sont retenus dans les tissus et ne peuvent glisser.

Il faut ensuite faire systématiquement trois nœuds à chaque catgut. Si deux nœuds suffisent pour les ligatures à la soie ou au fil, ils peuvent être insuffisants pour les ligatures au catgut. Trois nœuds donnent une sécurité complète.

Les ligatures terminées, on oblitère la tranche cervicale par un surjet au catgut n° 2. Pour ce surjet, l'aiguille à pédale facilite singulièrement les manœuvres. Ce surjet a l'avantage d'oblitérer le col, de favoriser sa cicatrisation et de parfaire son hémostase. Il est parfaitement inutile de couper le col en biseau, de façon à lui constituer deux lèvres qu'on accole l'une à l'autre. Mais il n'y a aucune objection à faire à cette manœuvre, si ce n'est son inutilité même et la légère perte de temps qu'elle occasionne.

Dans certains cas, lorsque le col est un peu gros, on pourra l'évider en le taillant en entonnoir avec la pointe du bistouri. On peut ainsi se débarrasser d'une muqueuse gênante et enflammée. Le suintement sanguin produit par cet évidement central du col est arrêté par la suture en surjet qu'on applique immédiatement sur lui.

Le col fermé, il ne reste plus qu'à reconstituer aussi bien que possible le péritoine pelvien. J'ai coutume de le faire par un surjet au catgut n° 1, pour lequel l'aiguille à pédale rend encore de précieux services. Je commence le surjet par la gauche, enfouissant dès le début les pédicules des vaisseaux utéro-ovariens et du ligament rond. Puis j'avance de plus en plus vers la droite, sans tirer sur le fil, de façon à ne pas froncer le péritoine et à lui conserver sa souplesse. Au niveau du col, je viens fixer derrière lui, presque au fond du cul-de-sac de Douglas, le péritoine anté-rieur, vésical, qui recouvre complètement le surjet du col utérin, et je poursuis ensuite mon surjet jusqu'à l'extrême droite, où j'enfouis les pédi-cules qui s'y trouvent. Lorsque le péritoine pel-vien est en bon état, ce surjet si simple et qui demande à peine une ou deux minutes, suffit à le reconstituer parfaitement. Lorsqu'il est détruit, dilacéré, rendu méconnaissable par des adhé-rences, on peut être conduit à suturer le péritoine vésical au rectum et à l'S iliaque. Mais il n'y a là rien de particulier et ce sont des manœuvres qui, actuellement, sont passées dans les habitudes de presque tous les chirurgiens.

Pour la suture de la paroi, j'ai coutume de faire trois plans. Le premier, au catgut n° 1, est cons-titué par un surjet péritonéal (fig. 52). Le second est formé de catguts séparés n° 2, qui réunissent

les muscles et l'aponévrose qui les recouvre, tout
en ramassant les tissus jusqu'au péritoine, de façon
à éviter les espaces morts. Ces catguts sont placés
à deux centimètres environ l'un de l'autre (fig. 52).
Le troisième plan, enfin, est formé par des crins

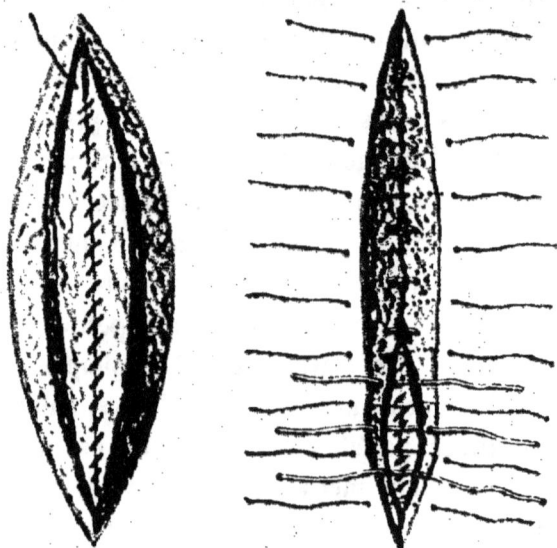

Fig. 52.

de Florence qui alternent avec les catguts du
deuxième plan et viennent également prendre l'aponévrose dans l'intervalle de ces catguts, de sorte
que les lèvres aponévrotiques sont, en réalité, rap-
prochées par un fil, catgut ou crin, à chaque centimètre. Très souvent je remplace le plan super-
ficiel, au crin de Florence, par des agrafes de

Michel. Mais il est alors très utile, surtout si la paroi est un peu épaisse, d'affronter la graisse sous-cutanée par un surjet au catgut fin.

Je draine le moins possible. Mais si le péritoine est irrégulier, s'il y a des adhérences quelque peu suintantes et qui menacent de donner, dans les heures qui suivront l'opération, quelques cuillerées de liquide séro-sanguinolent, je préfère drainer. Mais le drain que je laisse en place est destiné à conduire directement au dehors le liquide qui s'accumule dans le fond du bassin. Il est donc indispensable que ce drain ne présente *aucun trou*, sauf à sa partie tout à fait inférieure, qui doit être placée au point le plus déclive du Douglas. Dans ces conditions, tout le liquide qui vient s'accumuler dans celui-ci pénètre dans le drain par son orifice profond et est expulsé au dehors. On comprend qu'il n'en serait pas de même si le drain portait sur toute sa hauteur des trous latéraux par lesquels le liquide se répandrait de nouveau dans la cavité abdominale.

Au bout de quarante-huit heures, le liquide du Douglas est enlevé par aspiration et le drain supprimé.

Dans les cas où les lésions sont graves et où il y a lieu de craindre des contaminations septiques, je préfère le drainage vaginal. Il suffit alors, au

lieu de fermer le col par un surjet, de l'ouvrir
en arrière sur la ligne médiane, d'un coup de
ciseaux dont une branche pénètre dans la cavité
cervicale. Cette section intéresse la totalité de
la hauteur du col et la paroi postérieure du
vagin jusqu'au fond du Douglas. On a ainsi une
vaste ouverture vaginale, qui a, sur l'ouverture que
donne l'hystérectomie totale, l'avantage de ne pas
saigner, et qui suffit au drainage le plus large.
Un drain flanqué de deux mèches de gaze stérilisée
est introduit de haut en bas par cette brèche et va
sortir à la vulve. Puis le péritoine est reconstitué
par-dessus.

II

HYSTÉRECTOMIE TOTALE

———

Quelle que soit la supériorité de l'hystérectomie subtotale, il est des cas dans lesquels il faut enlever le col. C'est d'abord lorsqu'il est, sinon atteint d'épithélioma, au moins douteux, car dans le cas d'épithélioma confirmé c'est celui-ci qui passe en premier, et nous devrons alors employer une technique particulière que je décrirai plus loin. C'est surtout lorsque, sans être suspect de dégénérescence néoplasique, il est extrêmement altéré, comme dans certaines annexites. C'est enfin lorsqu'il n'existe pour ainsi dire pas, et qu'il fait corps avec le reste de l'utérus, comme il arrive dans certains fibromes qui se prolongent jusque dans le col. Ici, il n'y a point d'isthme utérin, point de col proprement dit, et l'on est obligé d'enlever celui-ci avec le reste de l'utérus. Hormis ces cas, qui sont rares, il ne faut point faire l'hystérectomie totale, et je ne pense pas qu'elle soit réellement indiquée chez plus de 2 ou 3 p. 100 des malades.

Ici, comme pour l'hystérectomie subtotale, et pour les mêmes raisons, il faut donner la préférence aux procédés qui permettent l'attaque de l'utérus et des annexes par leur pôle inférieur. Tout ce que j'ai dit plus haut à ce sujet, subsiste intégralement et je n'y reviens pas (v. p. 41).

Parmi ces procédés il en est trois qui, suivant les cas, répondent à toutes les indications qui peuvent se présenter. Ce sont : le *Procédé de Doyen*, le *Procédé de Kelly-Segond*, et enfin l'*Hémisection utérine*.

A. — Le *Procédé de Doyen* n'est applicable que dans les cas simples et dans lesquels l'utérus est mobile et le cul-de-sac postérieur bien accessible. Mais quand ces conditions sont remplies, il devient très facile, très rapide et très élégant. C'est lorsque l'utérus présente un certain volume et en particulier dans les fibromes, qu'il est le plus particulièrement indiqué.

Voici comment il s'exécute :

Le ventre étant ouvert, l'utérus est extériorisé, attiré en avant et, si possible, renversé sur le pubis. Le fond du Douglas est alors accessible, et le vagin est ouvert au niveau du cul-de-sac posté-rieur. Parfois il peut être nécessaire, pour l'ouvrir avec plus de sûreté, de s'aider d'une pince direc-

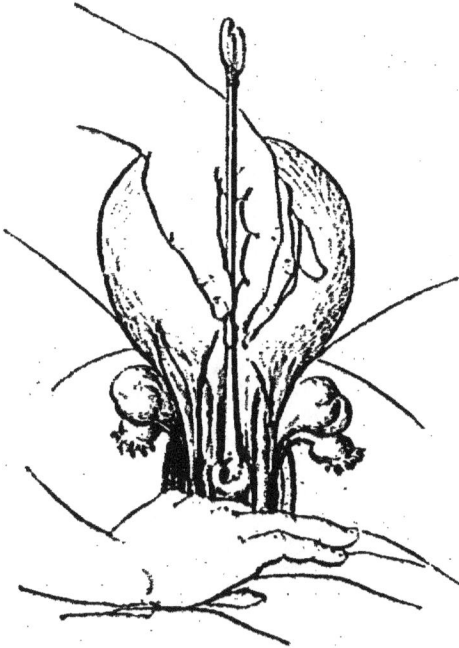

Fig. 53.

trice introduite par la vulve et qui vient repousser dans le Douglas la paroi vaginale postérieure. Le cul-de-sac postérieur ouvert, le col est saisi avec une pince et attiré vers le haut, dans le péritoine, à travers la brèche vaginale. Cette manœuvre très

simple quand le col est un peu long, et peut se fléchir au niveau de l'isthme, devient difficile quand

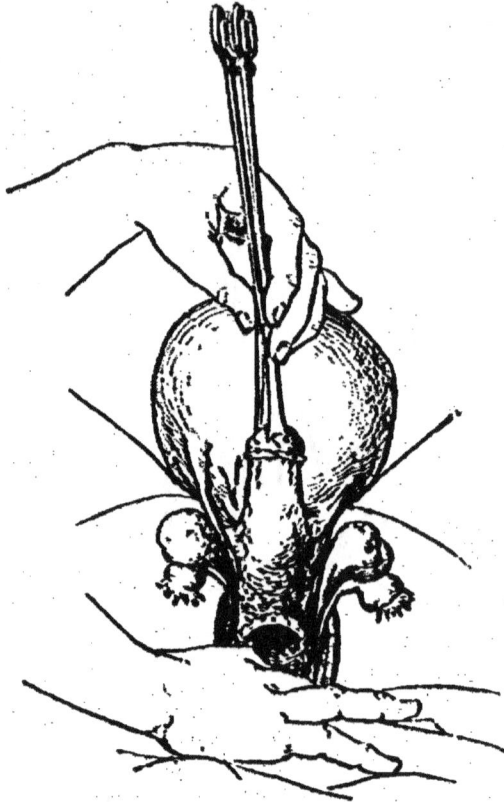

Fig. 51.

il est court, et presque impraticable lorsqu'il est
complètement effacé, ou envahi lui-même par le
fibrome (fig. 53).

Le col, ainsi attiré vers le haut, est solidement saisi. On sectionne alors tout autour de lui, avec de forts ciseaux courbes, l'insertion du vagin. Les ciseaux ne doivent pas s'écarter du tissu utérin, de peur de s'échapper vers les uretères. Lorsqu'ils s'y appliquent étroitement, les uretères ne risquent rien. Au fur et à mesure que la section circulaire de l'insertion vaginale se complète, le col se laisse de plus en plus attirer en haut. Il se détache de la vessie, à laquelle l'unissent quelques tractus celluleux, et bientôt l'utérus ne tient plus aux parties voisines que par les ligaments larges (fig. 54). Si les utérines ont été coupées et saignent, on peut les pincer. Si elles sont encore intactes ou ne donnent que peu de sang, on peut attendre pour les saisir que l'utérus soit complètement enlevé. Rien n'est plus simple, à ce moment, que de terminer l'opération. La main droite ramasse de bas en haut le ligament large droit, qui est saisi avec une forte pince et sectionné. L'utérus, qui ne tient plus que par le ligament large gauche est basculé à gauche. Le ligament large est déroulé de bas en haut et pédiculisé au niveau du ligament rond et des vaisseaux utéro-ovariens, qui sont saisis et tranchés (fig. 55).

L'opération est terminée. Il reste à faire l'hémostase de la tranche vaginale, beaucoup plus délicate que dans la subtotale. On peut alors fermer le

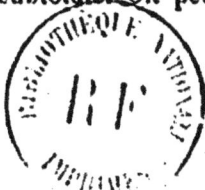

7

vagin par un surjet au catgut ou, ce qui vaut
mieux, drainer le fond du bassin par l'ouverture

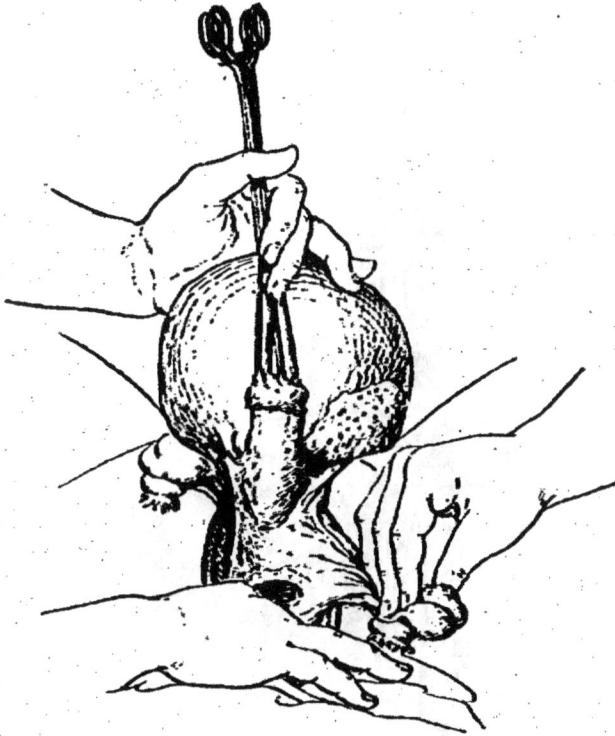

Fig. 55.

vaginale et reconstituer par-dessus le péritoine
pelvien.

B. — Le *procédé de Kelly* a été modifié par
Segond, qui l'a appliqué à l'hystérectomie totale.

L'opération est exactement semblable à celle que j'ai décrite plus haut, sauf en ce qui concerne les manœuvres au niveau du col.

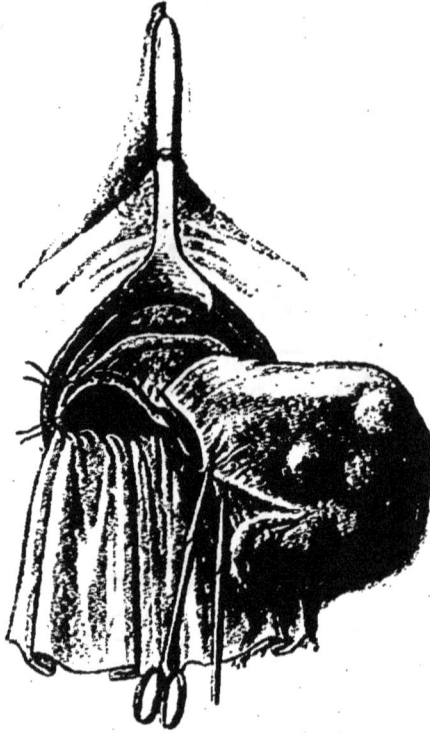

Fig. 56.

On descend de haut en bas dans le ligament large jusqu'au niveau du col, puis, après avoir pincé l'artère utérine, ou avant de l'avoir fait, si cela paraît plus simple, on cherche au niveau du

col le cul-de-sac latéral du vagin (fig. 56). On peut
s'aider, pour plus de commodité, d'une pince introduite de bas en haut par la vulve et qui vient faire
saillie dans le cul-de-sac latéral. Mais en général cette

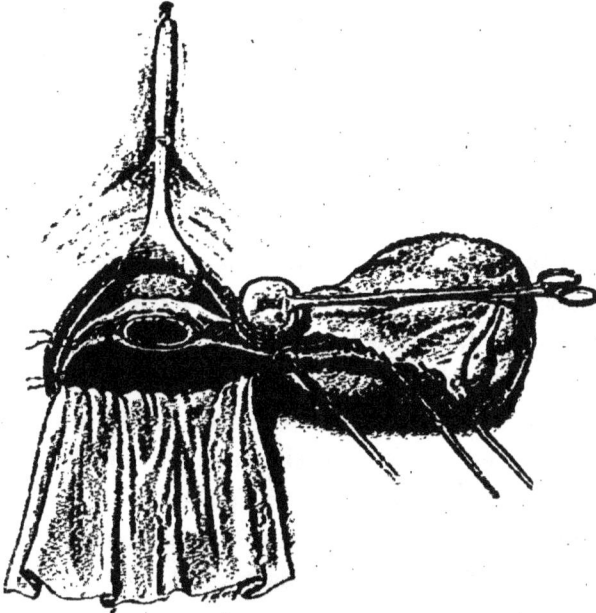

Fig. 57.

manœuvre est inutile, car on se rend bien compte,
à la différence de résistance des tissus, du point
où cesse le col et où commence le vagin. Celui-ci
est donc ouvert sur le côté et il est bon, dès lors,
de saisir sa tranche avec une pince à plateau, de

façon à ne pas perdre le vagin dès qu'il sera sectionné et à pouvoir ensuite l'attirer facilement vers le haut. Dès que le vagin est ouvert, le col est saisi avec une forte pince, attiré vers le haut, et désinséré comme précédemment avec de gros ciseaux courbes qui ne doivent pas s'écarter du tissu utérin. La désinsertion terminée, l'artère utérine opposée est pincée, l'utérus basculé, et l'opération se termine comme dans le cas précédent (fig. 57).

En somme, le procédé américain diffère du procédé de Doyen en ce que l'attaque du vagin a lieu par côté au lieu d'avoir lieu par derrière. Cette différence est, au point de vue technique, beaucoup plus considérable qu'on ne pourrait le croire au premier abord. Dans les cas faciles, le procédé de Doyen est en effet plus simple et plus rapide, parce qu'il commence par libérer l'utérus de ses attaches inférieures et agit de bas en haut pendant toute la durée de l'opération. Mais, dans un très grand nombre de cas, dans tous ceux où la mobilité de l'utérus n'est pas très grande et dans lesquels le cul-de-sac postérieur du vagin n'est pas directement accessible, le procédé de Kelly est plus facile parce qu'il permet, par la section du ligament large, de mobiliser l'utérus et d'arriver sur le cul-de-sac latéral du vagin. Il est moins rapide et moins brillant, mais il est d'une application plus générale.

C. — L'*Hémisection utérine*, qui n'est, elle, applicable que lorsque l'utérus est petit et ne trouve guère
d'indications que dans les annexites doubles, comme
je l'ai dit plus haut, sera très rarement pratiquée
dans l'hystérectomie totale, parce que les cas sont
exceptionnels dans lesquels il est nécessaire de sacrifier le col. Mais, lorsqu'elle est indiquée, elle
peut rendre de grands services et donne, en tout
cas, pour l'exécution de l'opération, des facilités
extraordinaires.

Les premiers temps de l'opération sont sembla-
bles à ceux que j'ai décrits à propos de l'hystérectomie subtotale. Il faut seulement avoir soin, dès
le début, et avant d'avoir commencé la section
médiane de l'utérus, d'inciser le cul-de-sac vésico-
utérin et de repousser la vessie vers le bas, en libé-
rant complètement la face antérieure du col et de
la partie supérieure du vagin (fig. 58).

On incise alors l'utérus du fond vers le col, en
se repérant sur la cavité utérine. Au lieu de s'arrêter au niveau de l'isthme, comme dans l'hystérectomie subtotale, on continue la section du col
et on tombe bientôt dans le vagin, qui ne tarde pas
à être ouvert sur la ligne médiane, en avant et en
arrière (fig. 59). On se trouve alors en présence des
deux demi-moignons du col. On saisit l'un d'eux,
le droit, par exemple, avec une forte pince à trac-

tion, et on l'attire en haut et en dehors. La moitié

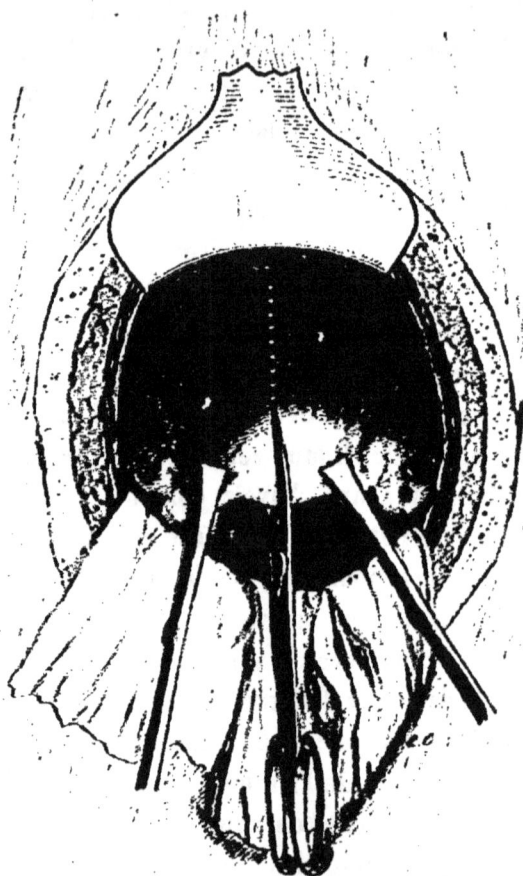

Fig. 59. — Le cul-de-sac vésico-utérin a été incisé et la vessie repoussée vers le bas. Commencement de l'hémisection utérine.

latérale du vagin qui s'insère sur lui se tend et rien n'est plus simple, avec des ciseaux courbes, que de la sectionner au ras du tissu utérin, en l'atta-

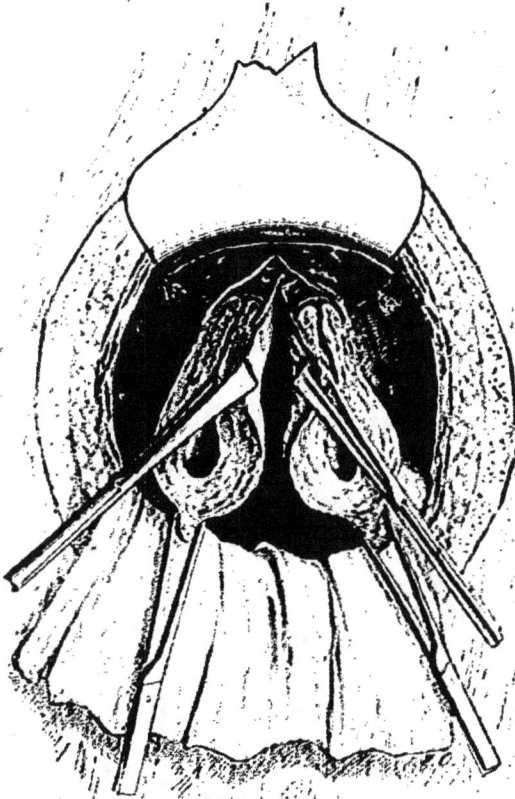

Fig. 59. — La section médiane a été poursuivie
jusque dans le vagin.

quant par sa face interne (fig. 60). Le vagin désinséré, la moitié utérine correspondante est renversée

et extirpée avec les annexes comme dans l'hysté-

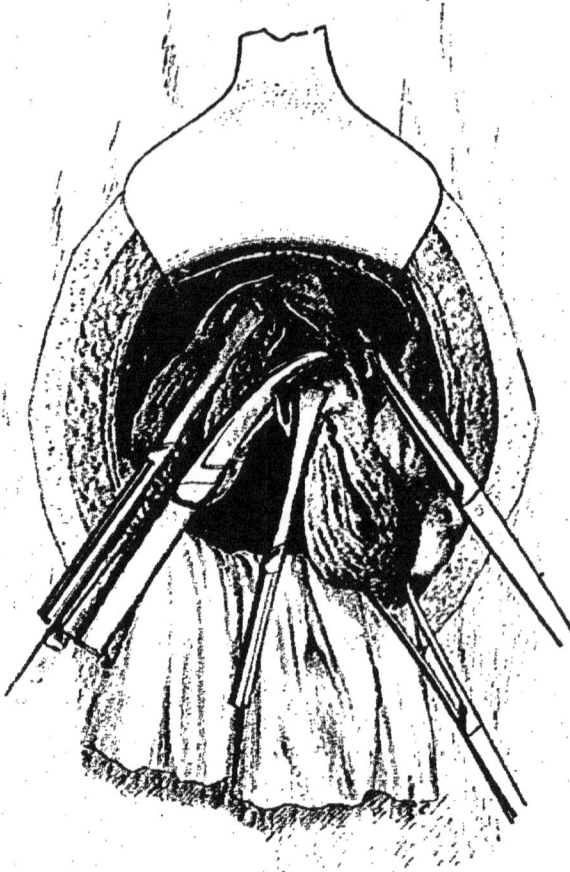

Fig. 60. — Désinsertion du vagin au niveau de la moitié droite
du col.

rectomie subtotale. La moitié gauche est alors enlevée par des manœuvres identiques (fig. 61).

Dans les cas où il est particulièrement indiqué, et qui sont presque tous des cas de suppurations

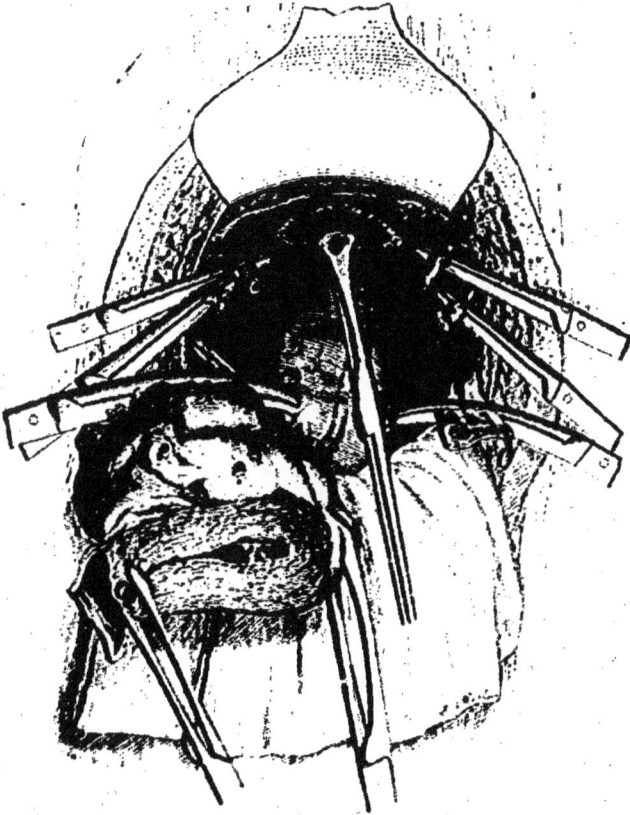

Fig. 61. — La moitié droite a été enlevée. La moitié gauche est renversée et prête à être extirpée.

pelviennes bilatérales, avec encombrement du bas-sin et adhérences étendues, ce procédé facilite d'une façon singulière la recherche et l'ouverture du vagin. En incisant, en effet, l'utérus sur la ligne médiane, le long de la cavité utérine, on pénètre fatalement dans le vagin, où l'on est conduit mathématiquement. Bien plus, on y pénètre en un point toujours le même, exactement au milieu, aussi loin que possible, par conséquent, des deux uretères, qui sont en dehors et à l'abri de toute atteinte pendant la désinsertion du vagin, parce qu'on attaque celui-ci méthodiquement de dedans en dehors, par sa face muqueuse, au lieu de l'attaquer par la périphérie, un peu au hasard, comme on le fait nécessairement lorsqu'on ouvre le vagin en l'attaquant par le côté.

III

HYSTÉRECTOMIE ABDOMINALE
POUR CANCER DU COL

L'hystérectomie abdominale pour cancer qui est, comme nous le verrons plus loin, l'opération qu'il faut, en principe, opposer à cette affection, comporte une technique spéciale et qui ne ressemble en rien aux divers procédés que je viens de décrire. Je ne fais allusion qu'au cancer du col, le cancer du corps devant être opéré comme un fibrome et suivant les mêmes principes, avec cette seule différence qu'il est indiqué, par prudence, d'enlever le col en pratiquant une hystérectomie totale. Mais la prise de l'utérus est plus difficile à cause de l'inconvénient qu'il y a à le déchirer, et il est souvent nécessaire de le soutenir par l'intermédiaire des annexes, elles-mêmes assez fragiles, ce qui rend, en somme, l'opération plus pénible et plus délicate.

Dans le cancer du col, il faut enlever, en même

temps que l'utérus, une certaine partie du vagin, de façon à dépasser largement les limites du mal, et en même temps le tissu cellulaire paracervical, où le néoplasme a une tendance à s'infiltrer.

Cette masse néoplasique cervico-vagino-paramétrique, doit être enlevée en bloc, sans déchirure et sans morcellement, de façon à éviter les greffes et l'infection toujours menaçante par suite de la septicité irrémédiable de l'ulcération cancéreuse.

Les procédés d'extirpation de bas en haut sont donc ici inapplicables. Ce n'est pas l'utérus et les annexes qu'il s'agit de séparer des parties voisines. C'est le col et le vagin, et cela ne peut se faire que par une dissection délicate, minutieuse et lente. Le col et ses insertions vaginales doivent être gardés pour la fin, et la seule façon de procéder logiquement est celle qui consiste à isoler peu à peu l'utérus de haut en bas, à disséquer avec soin la région paracervicale et à sectionner en dernier lieu le vagin, de façon à éviter autant que possible toute infection venant de sa cavité, que les sécrétions du col utérin rendent indésinfectable.

Il faut donc suivre ici, en principe, une marche inverse de celle que j'ai recommandée dans les fibromes et dans les annexites, et extirper l'utérus en cheminant *de haut en bas*, et en suivant une technique inspirée de la première opération de

Freund, modifiée et perfectionnée dans ses détails
par beaucoup de chirurgiens, et en particulier par
Wertheim.

Voici donc comment il faut, à mon avis, comprendre et pratiquer l'hystérectomie pour cancer
du col utérin.

L'outillage est le même que celui que j'ai indi-

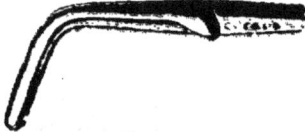

Fig. 62.

qué plus haut. Il faut cependant y joindre des
pinces coudées, comme la pince en L, de Wertheim,
(fig. 62) ou la pince à grande courbure, de Goullioud
(fig. 63). Ces pinces sont indispensables pour fermer
le vagin avant de le sectionner.

Avant tout, il ne faut entreprendre une hystérectomie abdominale que dans les cas qui ne sont
pas trop avancés. Les culs-de-sac vaginaux peuvent être envahis, c'est là un point secondaire. Ce
qu'il faut, c'est que la mobilité utérine soit parfaite
et que l'infiltration paracervicale n'ait pas encore
créé d'adhérences avec les organes voisins, ce qui
se traduit en clinique par une immobilisation plus
ou moins considérable de l'utérus.

Dans le doute on peut aller voir, on doit même aller voir, de façon à faire profiter la malade des seules chances de guérison qu'elle puisse encore espérer, mais si une laparotomie exploratrice montre que les lésions sont plus étendues qu'on ne le pense, si l'utérus est peu mobile, s'il y a une infiltration des tissus paracervicaux, mieux vaut s'abs-

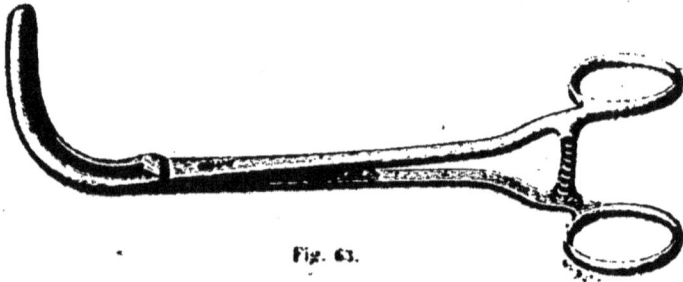

Fig. 63.

tenir et battre en retraite, que d'entreprendre une opération sans avoir aucune chance sérieuse de guérir la malade, avec beaucoup de chances de la tuer.

Quand, après l'exploration du bassin, et la mise en place de la valve sus-pubienne, on aura décidé d'agir, je conseille formellement de pratiquer la ligature préalable des artères hypogastriques.

Celle-ci, qui demande à peine quelques minutes, rend les plus grands services. Elle permet de gagner du temps et d'économiser du sang ; mais surtout, en réduisant à son minimum l'écoulement

sanguin artériel et veineux, elle permet d'y bien
voir au cours de la dissection minutieuse qu'il faut
faire dans la région des uretères. Je ne saurais trop
insister sur ce point, car l'hystérectomie abdominale pour cancer est une opération délicate, minutieuse et au cours de laquelle il faut absolument
bien voir ce que l'on fait, surtout pendant la libération des uretères, qui constitue le point indispensable et capital de cette intervention.

Dès que les artères hypogastriques sont liées, on
commence l'hystérectomie proprement dite.

L'utérus est attiré avec une pince qui le saisit
par le fond, puis les ligaments larges sont successivement sectionnés de haut en bas, de chaque
côté, après pincement et ligature définitive, de façon
à éviter l'encombrement par les pinces, des pédicules
utéro-ovariens et des ligaments ronds (fig. 64).

On est alors arrivé sur les côtés du col, qu'on
sent, en général, augmenté de volume, et se per-
dant dans le plancher pelvien. Le péritoine est
incisé au niveau du cul-de-sac vésico-utérin et la
vessie est refoulée vers le bas et décollée du vagin.
Ce temps doit être fait avec beaucoup de soin, à
cause de l'infiltration néoplasique de la vessie, qui
existe quelquefois. On recherche alors sur le côté
l'artère utérine, on la pince et on la sectionne,
aussi loin que possible en dehors (fig. 65 et 66).

C'est ici que se place le temps le plus délicat de l'opération, je veux dire la recherche et le dégagement des uretères. *Il faut voir les uretères* et l'on peut dire que toute hystérectomie abdominale dans

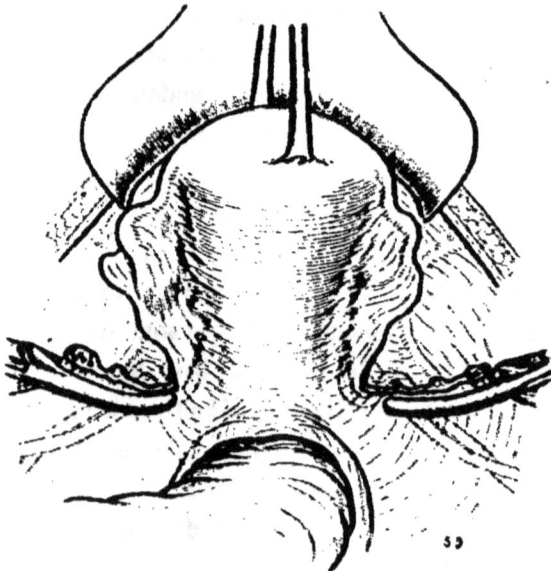

Fig. 64. — L'utérus est attiré en haut. Les deux ligaments larges ont été sectionnés.

laquelle on ne voit pas les deux uretères est une opération mal faite. On sait que l'artère utérine passe devant chacun d'eux. Aussi la section des utérines qui les recouvrent et qui les cachent doit-elle être faite, autant que possible, avant la découverte des uretères.

8

L'utérine sectionnée, il faut, dans le tissu cellulaire paracervical, aller derrière elle chercher l'uretère. La ligature des hypogastriques rend à ce moment les plus grands services en réduisant à son

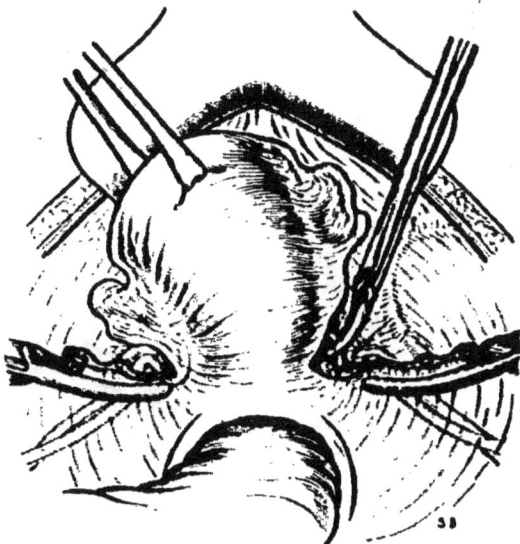

Fig. 65. — L'utérus est incliné vers la gauche pour permettre
de pincer l'utérine droite.

minimum l'hémorragie veineuse qui vient voiler le
champ opératoire.

Il est souvent utile, pour y mieux voir, de mettre
par-dessus la valve sus-pubienne une longue valve
vaginale dont le bec qui, va s'engager entre la
vessie et la paroi antérieure du vagin, ramène la

vessie en avant et, en tendant l'uretère qui s'insère sur elle et est entraîné avec elle, permet de le voir plus facilement (fig. 67).

Si, à cause du sang ou de la graisse, on a des difficultés trop grandes à trouver l'uretère, *qu'il*

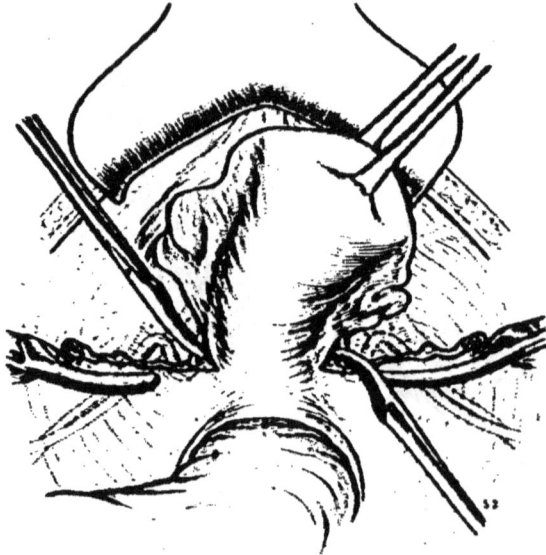

Fig. 66. — Pincement de l'utérine gauche.

faut trouver, je conseille d'aller sans hésiter le chercher sur la paroi pelvienne près du détroit supérieur, où il est toujours facile à découvrir, et de le suivre jusque dans la région cervicale.

C'est qu'en effet il est indispensable de le disséquer à ce niveau. Il y a souvent, dans cette région,

une induration paracervicale, soit inflammatoire,
soit néoplasique, induration qui s'étend jusqu'au
tissu cellulaire qui entoure l'uretère et qui englobe
celui-ci. L'uretère est rarement *envahi* par le néo-

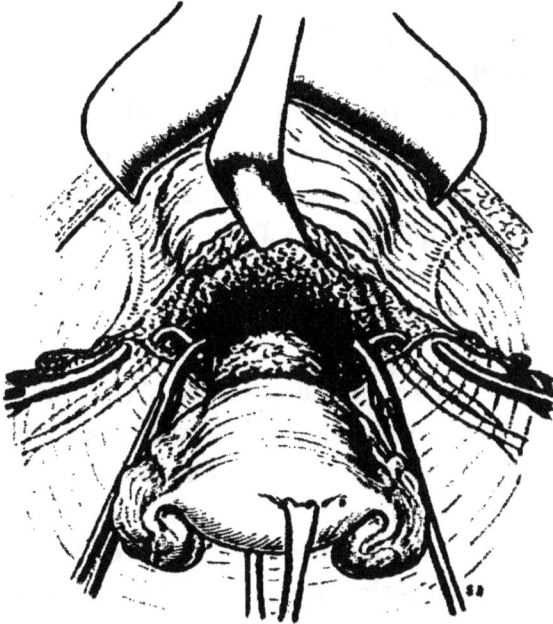

Fig. 67. — La vessie est dégagée le plus loin possible vers le
périnée. Dissection et dégagement des uretères.

plasme, il est *englobé*, il est entouré, et il est en
général assez facile, en se guidant sur lui, de sectionner avec des ciseaux le tissu cellulaire qui
l'enserre, de façon à le dégager.

C'est là la manœuvre indispensable, la manœuvre

capitale de l'hystérectomie pour cancer. Je ne saurais trop le répéter. Si on s'éloigne un peu du col en se guidant sur l'induration, on a de grandes chances d'attirer l'uretère situé dans la zone indurée et de le blesser, ce qui est un accident grave. Si, craignant l'uretère, on se rapproche instinctivement du col, et que l'on coupe dans la zone indurée, on tranche en plein néoplasme, et on fait une opération vouée d'avance à un échec, ce qui est plus grave encore. Il n'y a qu'une façon de faire ce qu'il faut, et d'enlever la zone indurée et suspecte tout en respectant l'uretère : c'est de disséquer celui-ci, et pour le disséquer, il faut le voir.

Les deux uretères dégagés, le plus difficile est fait. On attire alors l'utérus en avant, et on voit, en arrière, de chaque côté du cul-de-sac de Douglas, se tendre les ligaments utéro-sacrés qui limitent l'ascension de l'utérus. On les pince et on les coupe. Dans quelques cas, il peut y avoir avantage à faire cette manœuvre avant de dégager les uretères. L'utérus qui ne tient plus que par le vagin se laisse alors attirer vers le haut, et son ascension n'a de limite que celle qui lui est imposée par la résistance du vagin (fig. 68).

Celui-ci est alors dénudé en avant et en arrière, aussi bas que possible, jusqu'au point, en tout cas,

où la souplesse des tissus montre qu'on a largement dépassé la zone néoplasique.

Il importe alors de sectionner le vagin sans
l'ouvrir, de façon à éviter une inoculation toujours

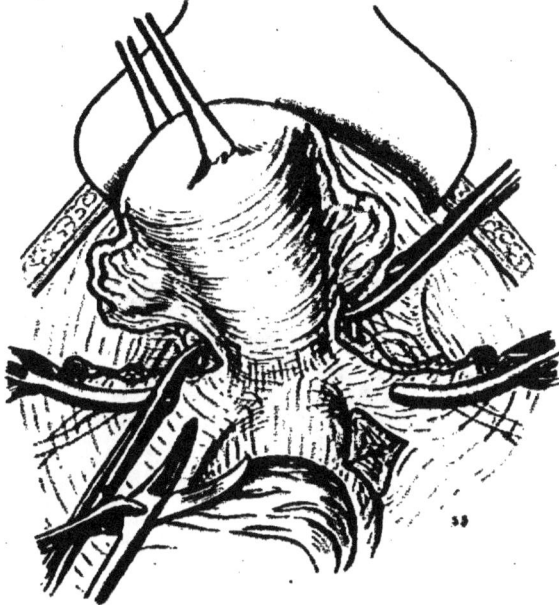

Fig. 68. — Le ligament utéro-sacré droit a été sectionné.
Le gauche va l'être.

dangereuse. Pour y parvenir, on le saisit sur toute
sa largeur avec des pinces coudées, en en mettant
au besoin deux l'une en face de l'autre. Ces pinces
doivent former deux étages, l'un au-dessous du
col malade, aussi loin que possible, pour s'éloigner du foyer cancéreux, l'autre plus bas encore,

presque au niveau du plancher périnéal. Le vagin
est écrasé entre ces deux étages de pinces successives (fig. 69). Avec de bons ciseaux courbes,

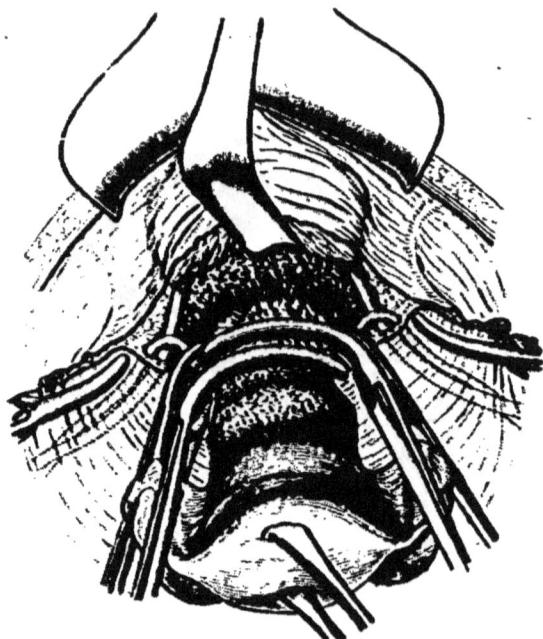

Fig. 69. — Placement des pinces courbes sur le vagin, au-dessous
du néoplasme.

on sectionne alors les parois vaginales en passant
entre les deux étages de pinces. L'utérus, le col
et la portion de vagin pincée au-dessous de lui,
sont ainsi enlevés en bloc sans que la cavité vaginale ait été ouverte (fig. 70).

Je crois qu'il est bon d'enlever alors les ganglions qui sont souvent situés de chaque côté des
parois pelviennes, dans la région de la bifurcation
de l'artère iliaque; cela est facile et n'entraîne pas

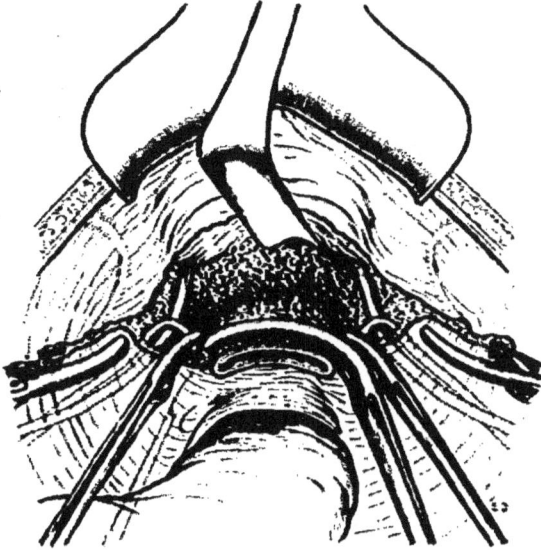

Fig. 70. — L'utérus et la partie supérieure du vagin ont été enlevés.
Le vagin reste fermé par une pince. Les uretères apparaissent
complètement dégagés.

de délabrement sérieux. Mais je ne conseille pas
d'aller plus loin, pour des raisons multiples (voir
p. 182). Essayer d'enlever tous les ganglions et pratiquer l'évidement pelvien est un leurre. Quant à
l'évidement lombo-aortique, je n'en parle pas. Le
résultat le plus clair est d'aggraver effroyablement

le pronostic opératoire déjà très sérieux, sans donner plus de chances de guérison définitive. Je l'ai fait autrefois, j'y ai renoncé, et je ne saurais conseiller à qui que ce soit de faire ce que je ne fais pas moi-même.

L'hémostase terminée, il faut drainer par le vagin, en laissant une mèche de gaze stérilisée qui tamponne légèrement, et fermer exactement le péritoine par-dessus.

CHAPITRE II

HYSTÉRECTOMIE VAGINALE

Je dirai plus loin quelles sont, à mon avis, les indications de l'hystérectomie vaginale. Je ne veux m'occuper ici que de son manuel opératoire.

Il n'y a pas d'opération moins semblable à elle-même que l'hystérectomie vaginale. Elle peut, suivant les cas, être d'une simplicité extraordinaire, ou, au contraire, présenter des difficultés presque insurmontables. Mais pour pouvoir la mener à bien, dans les cas difficiles, il faut posséder parfaitement la technique dans les cas simples. Il n'y a pas d'opération gynécologique demandant plus d'expérience personnelle, plus de sens chirurgical, plus de décision, parfois plus de patience. C'est ce qui explique pourquoi elle a toujours eu beaucoup de détracteurs, et l'on conçoit fort bien que ceux qui la possèdent mal aient une tendance toute naturelle à la condamner. C'est cependant une opération que, dans certaines circonstances, rien ne peut

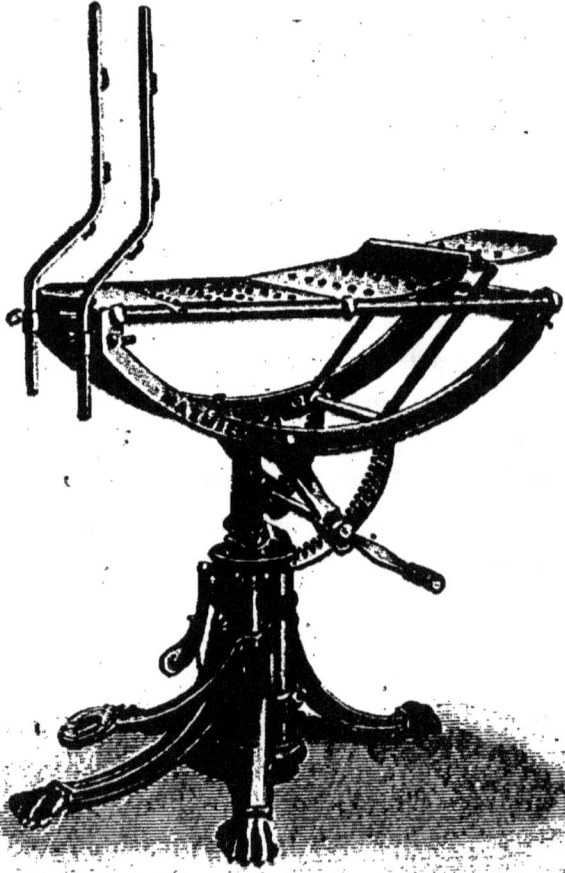

Fig.71. — Table de Mathieu, disposée pour l'hystérectomie vaginale.

remplacer. Aussi faut-il la connaître, et la bien
connaître.

Ici, plus encore peut-être que pour l'hystérectomie abdominale, il faut être bien outillé.

La table de Mathieu, disposée pour les opéra-

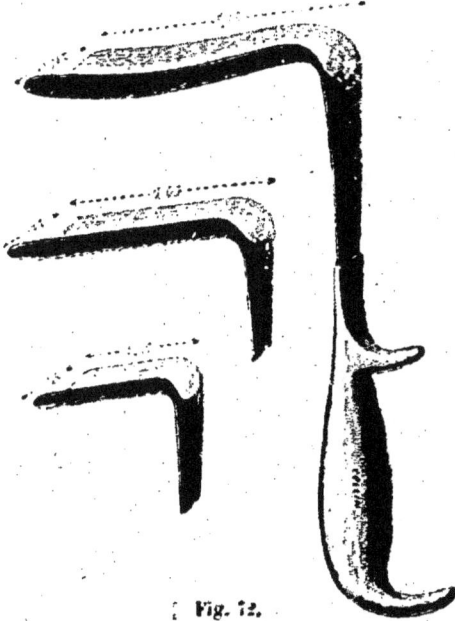

Fig. 72.

tions vaginales, est encore celle que je préfère
(fig. 71).

Voici les instruments que, après en avoir fait
l'expérience, je recommande formellement :

1° Une valve vaginale courte, de quatre à cinq
centimètres de large sur cinq à six centimètres de
long, pour déprimer la fourchette (fig. 72);

2° Une valve de même largeur, sur neuf à dix centimètres de long (fig. 72);

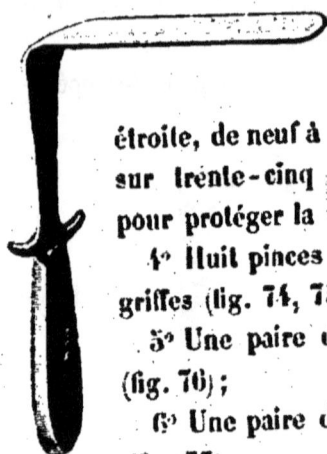

3° Une valve plus étroite, de neuf à dix centimètres de long sur trente-cinq millimètres de large, pour protéger la vessie (fig. 73);

4° Huit pinces à abaissement à deux griffes (fig. 74, 75);

5° Une paire de gros ciseaux droits (fig. 76);

6° Une paire de gros ciseaux courbes (fig. 77);

Fig. 73.

7° Huit pinces à mors courts et puissants pour l'hémostase définitive. Il en existe beaucoup de modèles. Je préfère à toutes les

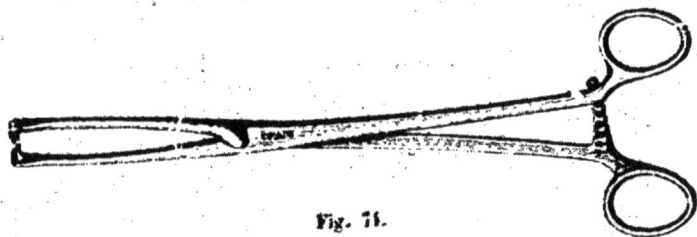

Fig. 74.

autres celles que j'ai fait construire par Collin (fig. 78);

8° Deux pinces à anneaux pour abaisser les annexes (fig. 79);

9° Quelques pinces de Kocher (fig. 80) ;

10° Un hystéromètre (fig. 81) ;

11° Un long bistouri courbe (fig. 82) ;

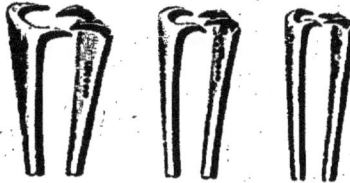

Fig. 75.

12° Un tire-bouchon de Segond à spires de court rayon (fig. 83).

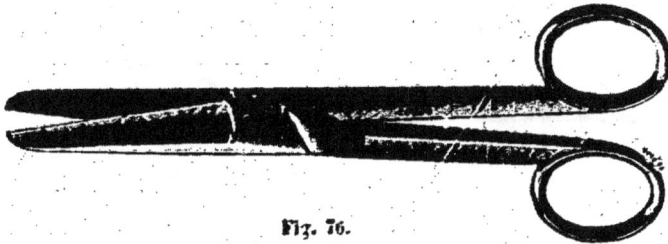

Fig. 76.

Ces deux derniers instruments ne devant servir que rarement dans certains cas de fibromes.

A. — PROCÉDÉ DE DOYEN. — Il existe un procédé très supérieur à tous les autres, au moins dans les cas faciles ou de difficulté moyenne, c'est-à-dire dans ceux où l'utérus se laisse assez facilement abaisser, c'est le *Procédé de Doyen*. Le voici dans toute sa simplicité :

La malade est solidement assujettie dans la
position dorso-sacrée, les jambes bien fixées sur les

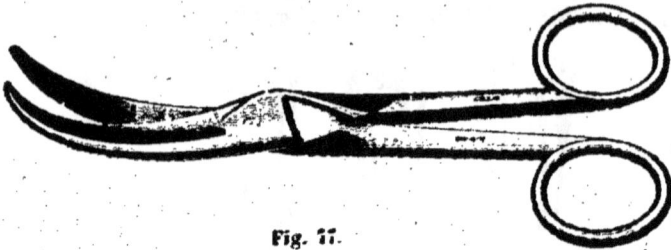

Fig. 77.

porte-jambes, le tronc en position légèrement déclive
(15 à 20° environ). La fourchette est alors déprimée

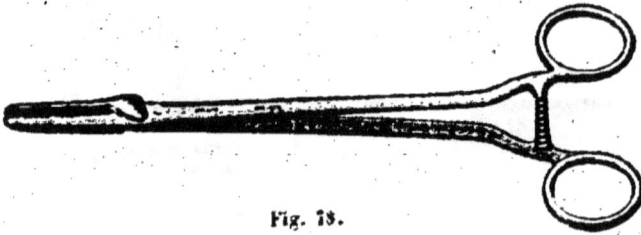

Fig. 78.

par la valve courte et le col utérin saisi avec deux
pinces à abaissement qui mordent au niveau des

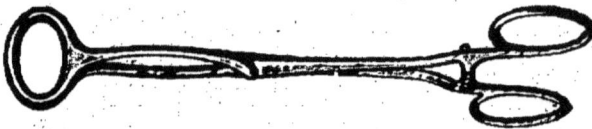

Fig. 79.

commissures latérales. La prise doit être solide et
porter sur toute l'épaisseur des commissures.

L'utérus est abaissé, et dans les cas faciles il arrive souvent sans efforts jusqu'à la vulve.

On procède alors à la désinsertion vaginale.

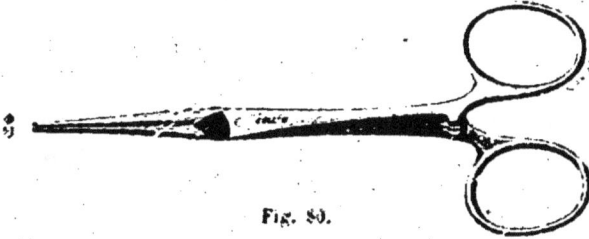

Fig. 80.

Pour cette manœuvre rien ne vaut les gros ciseaux courbes, admirable instrument dont l'emploi n'est pas assez répandu.

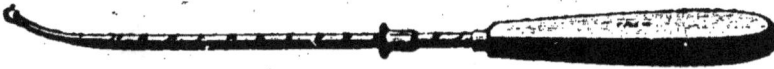

Fig. 81.

Le col doit être attaqué par la partie postérieure droite. Pendant que la main gauche, tirant sur les pinces, le porte en avant, les ciseaux vont mordre à

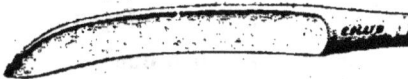

Fig. 82. — Lame de bistouri courbe.

droite du col, à gauche de l'opérateur, à deux centimètres environ de l'orifice cervical et, en quelques coups, incisent la tranche vaginale postérieure (fig. 84). Souvent le cul-de-sac de Douglas est ouvert dans celle manœuvre, mais il peut fort bien ne pas l'être, ce qui n'a aucune importance. Au moment où les ciseaux arrivent sur le côté gauche du col, la main gauche manœuvre de façon à bien exposer la partie latérale, puis la face antérieure du col, et les ciseaux contournant le col en sectionnant toujours l'insertion vaginale, leur extrémité appliquée sur l'utérus, tranchent peu à peu l'insertion antérieure

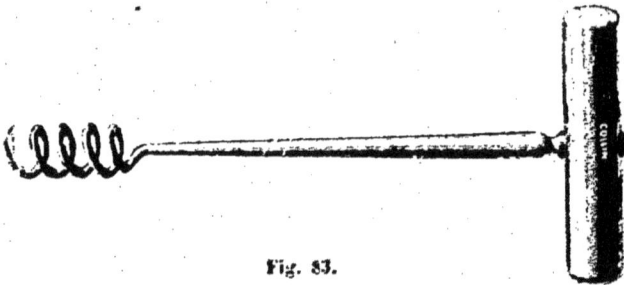

Fig. 83.

du vagin, puis viennent à la gauche de l'opérateur rejoindre l'incision première à son point de départ. La desinsertion vaginale est terminée (fig. 85).

Il faut, dans la section de l'insertion vaginale antérieure, agir prudemment, de façon à éviter la blessure de la vessie. Si l'on a quelque doute sur sa situation exacte, on fera bien de la repérer avec une sonde introduite par l'urèthre. Mais en se tenant à quinze ou dix-huit millimètres de l'orifice du col lorsque celui-ci est normal, on ne risque rien.

L'incision circulaire du vagin étant terminée, on

9

libère avec le doigt la région de l'isthme utérin.
Souvent, je viens de le dire, le cul-de-sac de Douglas a été ouvert dès les premiers coups de
ciseaux. Lorsqu'il ne l'a pas été, il est bon, dès ce
moment, de l'ouvrir. Rien n'est plus simple, si l'on

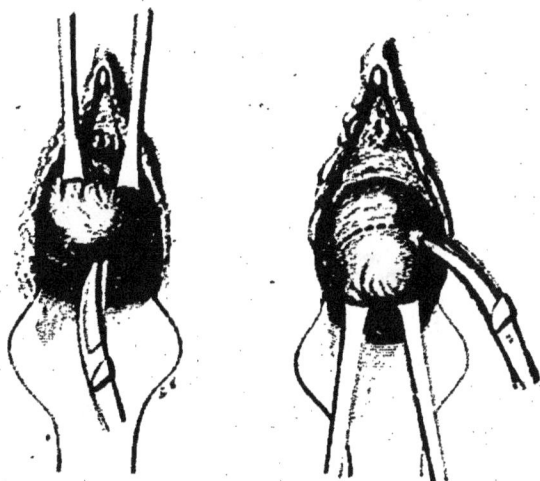

Fig. 84 et 85.

a soin de se tenir contre la face postérieure du col.
Le doigt n'a qu'à la suivre pour arriver rapidement à effondrer le péritoine, lorsqu'il tient encore
en ce point.

Pendant que la main gauche attire progressivement l'utérus vers le bas, le pouce de la main
droite, suivant de bas en haut le tissu utérin, sur
la face antérieure de l'utérus, dissocie le tissu cel-

lulaire de l'espace vésico-utérin et décolle la vessie,
qui, fixée au pubis, ne demande qu'à remonter,
ne pouvant suivre l'utérus dans son mouvement
de descente (fig. 86).

Dans les cas faciles, et lorsque l'utérus se laisse
aisément attirer vers le bas, on arrive vite au cul-

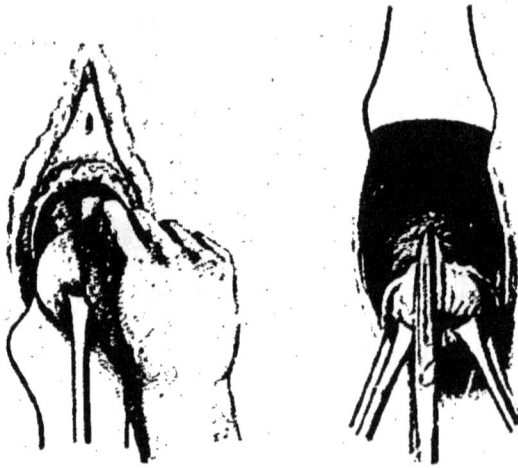

Fig. 86 et 87.

de-sac vésico-utérin, qu'on aperçoit tranchant par
sa blancheur sur le tissu cellulaire voisin. On l'ouvre d'un coup de ciseaux, on agrandit l'ouverture
avec l'index et on introduit dans la cavité péritonéale une valve étroite et longue, destinée à protéger la vessie et à empêcher qu'elle ne soit blessée
pendant la fin de l'opération.

Quand l'utérus descend moins bien, la recherche et l'ouverture du cul-de-sac péritonéal antérieur peut n'être pas aussi simple. Il faut alors, ou
bien dissocier les tissus avec l'extrémité des ciseaux
courbes, toujours en contact avec l'utérus, mais
évitant d'intéresser le tissu utérin lui-même, ou
bien remettre l'ouverture du cul-de-sac péritonéal à
plus tard, et, tout en protégeant la vessie avec l'extrémité d'une valve, commencer la manœuvre de
Doyen, qui constitue l'originalité et la supériorité
de ce procédé, et qui permettra, au cours de son
exécution, d'ouvrir le cul-de-sac péritonéal que l'on
n'a pas encore atteint. Cette manœuvre si précieuse, c'est la section médiane de la paroi antérieure de l'utérus, l'*hémisection antérieure de l'utérus*, comme on dit plus brièvement.

D'un coup des ciseaux droits, dont la branche
postérieure est introduite dans le col, on sectionne
la lèvre antérieure jusqu'à l'isthme et parfois même
un peu plus haut, exactement sur la ligne médiane
(fig. 87). Sur chaque lèvre de l'incision ainsi faite,
aussi haut que possible, on fixe une pince à abaissement et on tire progressivement vers le bas. On a
ainsi sur la face antérieure de l'utérus une prise
solide, et d'autre part, la partie inférieure de l'utérus, grâce à cette incision, devient plus souple et
plus malléable, si bien qu'en tirant sur les pinces

que l'on vient de mettre on abaisse sensiblement
la paroi antérieure et que l'utérus, en même temps,
se fléchit en avant (fig. 88).

Une certaine étendue de la face antérieure
devient visible. Un nouveau coup de ciseaux, pro-
longeant l'incision première, la sectionne sur la

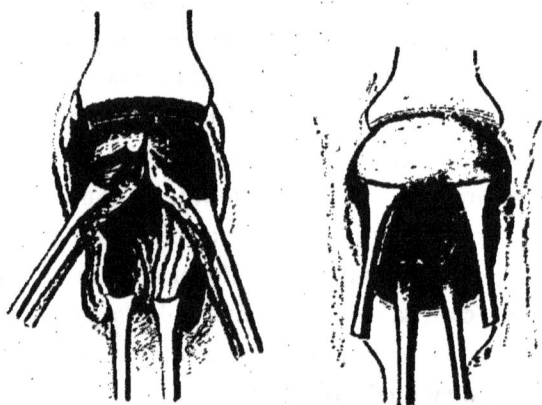

Fig. 88 et 89.

ligne médiane, et les pinces qui avaient tout à
l'heure saisi les lèvres de l'incision sont reportées
un peu plus haut, près du point où celle-ci se termine maintenant. La face antérieure de l'utérus
s'infléchit encore et s'abaisse de plus en plus. Si le
cul-de-sac péritonéal antérieur n'a pas été ouvert
au début, comme je l'ai dit plus haut, il est
en général ouvert au cours de l'hémisection antérieure, au deuxième ou au troisième coup de

ciseaux. On place alors la valve sous-vésicale et on
poursuit l'hémisection. Nouveau coup de ciseaux
médian, nouvelle prise de pinces, nouvel abaissement, et ainsi de suite, jusqu'à ce que, sous l'influence d'une traction à la fois douce, énergique

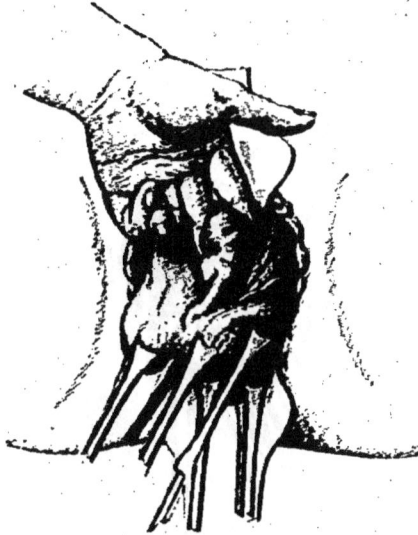

Fig. 90.

et progressive, on aperçoive, glissant sous la valve
vésicale, le fond de l'utérus, qui s'extériorise en
entier (fig. 89).

Mais il est encore retenu par les ligaments
larges qui, insérés sur toute la hauteur de ses
bords, plongent dans les profondeurs du bassin et
le rattachent aux parois pelviennes.

La partie inférieure de ces ligaments larges,
qui contient l'artère utérine, est située près du col
où on l'aperçoit dès le début de l'opération. Quant
à la partie supérieure, on la voit maintenant, par-
tant des cornes utérines et remontant obliquement
en haut et en dehors pour disparaître dans le bas-

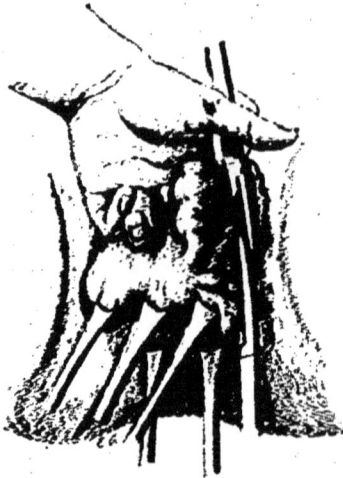

Fig. 91.

sin. Ce bord supérieur est constitué par la trompe,
à laquelle est fixé l'ovaire. Quand ces organes
sont libres, ils sont faciles à voir et à attirer au
dehors, avec des pinces appropriées, ou simplement avec les doigts (fig. 90). Mais lorsqu'ils sont
adhérents, comme il arrive dans un grand nombre
d'annexites, il peut être difficile et parfois même

dangereux de les attirer vers le bas. Nous verrons plus loin, dans ces conditions, ce qu'il convient de faire.

Quand les annexes sont mobiles et facilement abaissables, le reste de l'opération n'est plus qu'un

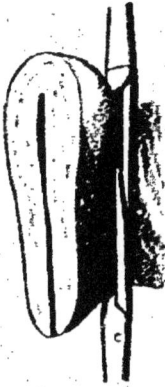

Fig. 92. — Destinée à montrer le chevau- chement des pinces.

jeu. Une pince à mors courts et puissants, engagée de bas en haut contre le col utérin, saisit la moitié inférieure du ligament large gauche, dans laquelle se trouve l'artère uté- rine (fig. 91).

L'index et le médius de la main gauche, introduits de haut en bas derrière l'utérus, vont écarter les intestins, déjà pro- tégés d'ailleurs par une com- presse montée, et reconnaître le mors postérieur de la pince, de façon à le guider et à éviter tout accident.

Une pince identique, engagée cette fois de haut en bas, en dehors des annexes, saisit la moitié supérieure. Les mors des deux pinces doivent che- vaucher l'un sur l'autre, de façon à ce qu'il n'y ait entre elles aucune partie du ligament large exempte de pression (fig. 92). En quelques coups de ciseaux donnés entre les pinces et le bord de l'utérus, on coupe le ligament large gauche. L'utérus, qu'il est maintenant facile de porter en tous sens, ne tient plus que par le ligament large droit. Deux pinces chevauchantes sont mises comme précédemment, l'une sur la moitié inférieure, l'autre sur la moitié

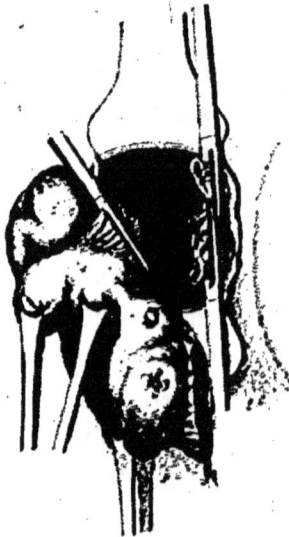

Fig. 93.

supérieure du ligament large, en dehors des annexes. Le ligament large est sectionné et l'opération est terminée (fig. 93).

Il ne reste plus qu'à vérifier avec soin l'hémostase, et à garnir le vagin de mèches stérilisées pour éviter l'issue des intestins et pour protéger les parois vaginales contre la meurtrissure des pinces.

Je considère les pinces à demeure comme supérieures aux ligatures perdues. Elles sont d'un usage plus facile et plus général, car dans les cas où l'utérus s'abaisse mal, elles sont souvent seules applicables. Mais dans les cas très faciles où les ligaments larges se laissent distendre et où ils sont encore assez souples, je n'ai aucune objection à faire à la méthode des ligatures. Dans ces conditions, dès que l'utérus est extériorisé, au lieu de mettre des pinces sur le ligament large, on place successivement, avec une aiguille passant dans l'intérieur des tissus, pour éviter tout glissement, deux ou mieux trois ligatures étagées, l'une en bas sur l'utérine, l'autre en haut sur le pédicule utéro-ovarien, la troisième au centre et chevauchant sur les deux précédentes, sur l'étage moyen du ligament large.

Les catguts de droite peuvent être ensuite réunis à ceux de gauche, de façon à rapprocher transversalement les deux ligaments larges et à constituer au fond du vagin un plan résistant qui le ferme dans une certaine mesure, s'oppose à l'issue des intestins et contribue à la restauration fonctionnelle du plancher pelvien.

Telle est la marche d'une hystérectomie vaginale par hémisection antérieure dans un cas type.
Quand l'utérus est très mobile, quand il se laisse
abaisser sans difficultés, quand il n'y a aucune
adhérence des annexes aux parties voisines, cette
opération peut se faire en deux minutes à peine.
Parfois même elle est encore plus simple que je ne
l'ai dit, et l'hémisection antérieure peut être inutile.
Une pince, saisissant à même la paroi utérine antérieure au niveau de sa partie moyenne, suffit à
fléchir l'utérus et à l'extérioriser.

Mais il est bien plus commun de rencontrer des
difficultés plus ou moins grandes et qui tiennent soit
au volume de l'utérus, comme dans les fibromes,
soit à ses adhérences profondes, comme dans les
annexites et les suppurations pelviennes, soit enfin
à sa friabilité, comme dans le cancer ou l'infection
puerpérale.

Il faut alors connaître d'autres manœuvres,
d'autres procédés, parfois même d'autres artifices,
et savoir les employer, de façon à pouvoir toujours
mener à bien cette opération qui, dans certains cas,
peut accumuler toutes les difficultés, et devenir
peut-être celle de toute la chirurgie qui demande
le plus d'énergie, de patience et d'habileté.

Quand l'utérus, bien que s'étant laissé extério-

riser, comme je l'ai dit plus haut, s'arrête, lorsqu'il
descend mal et qu'on éprouve des difficultés à
introduire derrière lui les doigts qui vont recher-
cher les annexes et guider les mors des pinces, il
est souvent utile de compléter la section de
l'utérus en divisant, de haut en bas cette fois, la
paroi postérieure jusqu'au col. Lorsque l'utérus
est ainsi coupé en deux, chacune des moitiés atte-
nant au ligament large correspondant se laisse
plus facilement attirer, mobiliser en tous sens, et
l'isolement des annexes et le placement des pinces
peut devenir beaucoup plus facile. C'est une manœuvre simple et excellente.

B. — PROCÉDÉ DE SEGOND. — Lorsque l'utérus
ne se laisse pas abaisser à cause des adhérences
pathologiques intra-pelviennes, les difficultés aug-
mentent. On s'en rend compte dès le début de
l'opération. On peut alors faciliter la descente par
le *procédé de Segond.* Celui-ci augmente la brèche
vaginale par une petite incision transversale, d'ailleurs souvent inutile, et qui tombe de chaque côté
du col sur l'incision circulaire. Il isole alors avec
soin, de chaque côté du col, les tissus péri-utérins
qui contiennent en même temps l'étage inférieur du
ligament large avec l'artère utérine, et la partie
inférieure du ligament utéro-sacré du même côté.

Ce sont bien souvent ces ligaments utéro-sacrés, plus ou moins enflammés et rétractés, qui s'opposent à l'abaissement de l'utérus. Une pince à mors courts saisit les tissus de chaque côté du col et un

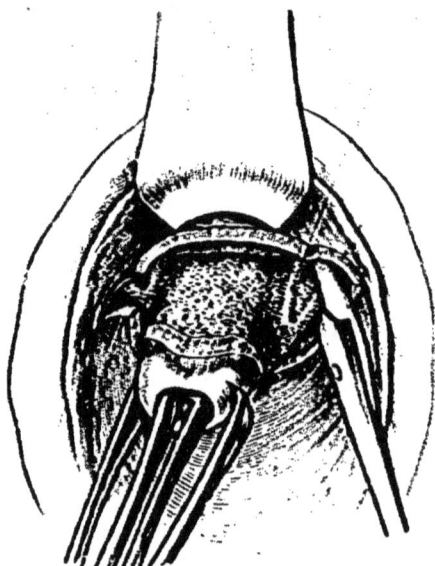

Fig. 94. — Pincement de l'étage inférieur du ligament large et de l'artère utérine.

coup de ciseaux les tranche entre le col et la pince (fig. 94, 95). Souvent, sous l'influence de cette simple section, le col utérin s'abaisse de deux ou trois centimètres et l'opération se poursuit dans des conditions bien meilleures. C'est donc une manœuvre qu'il faut connaître et qu'il faut employer lorsque, dès le début de l'opération, après la désinsertion du vagin, l'utérus s'abaisse mal.

C. — Procédé de Muller-Quénu. — Mais par-

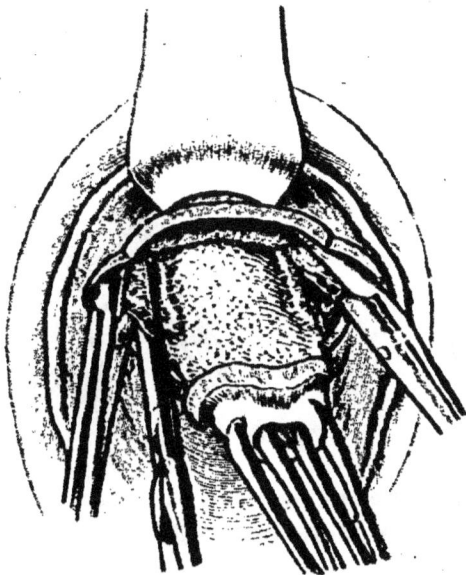

Fig. 95. — Section de l'étage inférieur du ligament large et abaissement de l'utérus.

fois, lorsque la résistance de l'utérus à l'abaissement est plus grande, l'hémisection antérieure, qui, encore une fois, n'est facilement praticable que lorsque l'utérus s'abaisse bien, ne peut être employée. On pourra alors avoir recours, dans

certains cas, car dans l'hystérectomie vaginale on
n'est jamais sûr de pouvoir appliquer régulièrement aucun procédé, quel qu'il soit, on pourra,
dis-je, avoir recours au *procédé de Muller-Quénu*.
Ce procédé consiste dans l'*hémisection totale* de
l'utérus. La section médiane porte non seulement

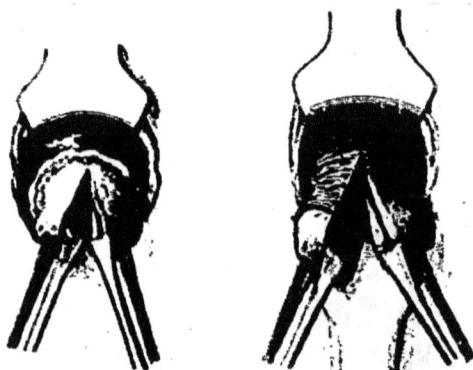

Fig. 96 et 97.

sur la paroi antérieure, mais encore sur la paroi
postérieure de l'utérus. Après désinsertion du vagin,
car les premiers temps de l'opération sont toujours les mêmes, le col, saisi de chaque côté par
une pince à deux dents, est sectionné sur la ligne
médiane, aussi bien sur sa lèvre postérieure que
sa lèvre antérieure (fig. 96). Sous l'influence des
pinces qui tirent obliquement en bas et en dehors,
les deux moitiés du col s'écartent (fig. 97). On

poursuit la section plus haut, jusqu'au-dessus de l'isthme, et plus haut encore si on le peut, en fixant des pinces aussi haut que possible sur les tranches des segments utérins. Dans ces conditions l'utérus tend, non plus à se fléchir en avant comme dans l'hémisection antérieure, mais à s'ou-

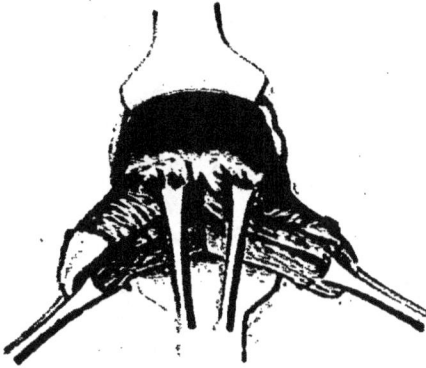

Fig. 98.

vrir, à s'effondrer pour ainsi dire sur la ligne médiane, en descendant dans l'axe du bassin (fig. 98).

Plus les deux segments utérins s'écartent en divergeant, plus le fond de l'utérus descend, plus on poursuit la section médiane vers le fond qui se rapproche, et l'on arrive ainsi, par des prises et des sections successives, à séparer complètement l'utérus en deux moitiés. On agit alors vis-à-vis de chaque moitié comme lorsque, après l'exécution du procédé de Doyen, on a poursuivi la section de

l'utérus successivement sur le fond, la paroi postérieure et le col. Il est parfois commode, lorsque la
section médiane est terminée, de refouler une des

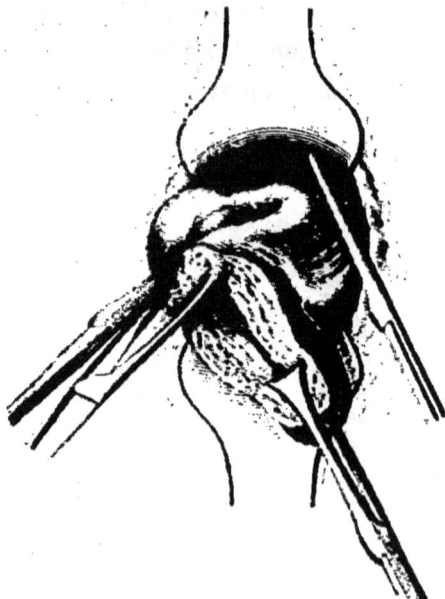

Fig. 99. — Une des moitiés utérines a été refoulée dans le bassin,
pour pouvoir plus facilement abaisser l'autre.

moitiés dans le bassin, de façon à pouvoir plus
facilement abaisser l'autre (fig. 99).

D. — SEGMENTATION TRANSVERSALE DE L'UTÉRUS. —
Dans certains cas, il est une manœuvre qui peut
rendre de grands services. C'est celle que j'ai

10

décrite sous le nom de *segmentation transversale de l'utérus*[1]. Lorsque l'utérus ne s'abaisse pas et que, même avec la manœuvre de Muller-Quénu, le fond de l'utérus reste immobile dans le bassin, ou peut parfois parvenir jusqu'à la corne utérine

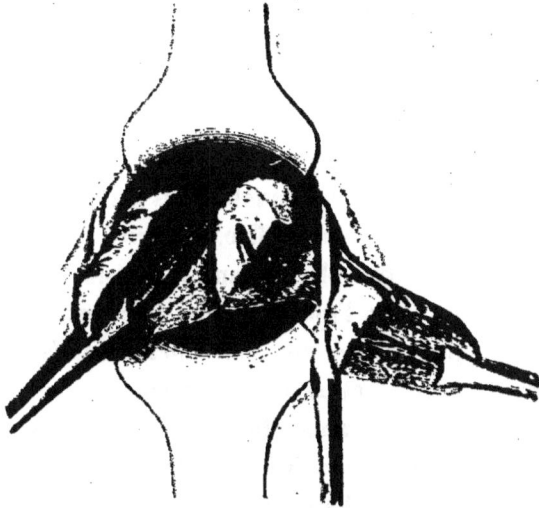

Fig. 160.

de la façon suivante. Après section médiane jusqu'aux deux tiers supérieurs de l'utérus, je suppose, si l'on ne gagne plus de terrain, on peut sectionner transversalement la moitié gauche de l'utérus, par exemple. Le segment constitué par

1. *Presse médicale*, 1896, p. 761.

les deux tiers inférieurs de la moitié gauche
s'écarte alors et on peut, avec une pince introduite
de bas en haut le long du bord utérin, aller
pincer l'étage supérieur du ligament large jusqu'à
la corne utérine. Un coup de ciseaux peut alors
détacher cette corne utérine de son insertion
au ligament large, et la mobilisation de l'utérus
permet de terminer une opération qui semblait
jusque-là se heurter à des obstacles insurmontables (fig. 100).

Enfin il est des cas dans lesquels toute manœuvre
régulière semble impossible. L'utérus, adhérent de
tous côtés, est bloqué dans le bassin, et reste
immobile sous l'influence des tractions les plus
énergiques. Si celles-ci sont faites d'une façon un
peu violente, et si le chirurgien se rend mal
compte de la résistance du col, celui-ci, qui est plus
ou moins friable suivant l'état physiologique ou
pathologique de l'utérus, peut se déchirer. C'est là
un accident assez sérieux, car il compromet la
réussite de l'opération. Une des conditions nécessaires pour pouvoir mener à bien une hystérectomie vaginale c'est, en effet, la présence d'un col
ferme et résistant, sur les lèvres duquel les pinces
puissent prendre un appui solide, indispensable
pour attirer l'utérus vers le bas. Il faut donc éviter

de dilacérer le col. Mais si l'utérus ne descend pas, il est plus facile de provoquer cet accident que de l'éviter, et, dans ces conditions, l'hystérectomie peut devenir extrêmement malaisée.

E. — MORCELLEMENT. — Il faut alors, pour la mener à bien, se livrer à des manœuvres de morcellement, telles que celles dont Péan et Segond nous ont surtout donné l'exemple. Avec les ciseaux, avec un bistouri à long manche, courbé sur le plat, on enlève l'utérus fragment par fragment, par morcellement progressif. Ce morcellement demande une expérience particulière de ce genre d'opération. Il faut en avoir vu faire beaucoup et en avoir fait soi-même un certain nombre pour le faire correctement. Il y a cependant quelques règles dont il ne faut jamais se départir, qui rendent les plus grands services et empêchent de commettre des fautes lourdes. Il faut d'abord *ne jamais perdre le contact de l'utérus*, qui doit toujours être maintenu, et qui ne doit jamais être abandonné. C'est ainsi que, lorsqu'on va sectionner un fragment de l'utérus qu'une pince tend à abaisser, il ne faut pas le détacher de l'utérus avant d'avoir placé une autre pince au-dessus de lui sur le bloc utérin, de façon à conserver toujours une prise solide. Il faut ensuite *ne jamais s'écarter de la ligne médiane*. En

restant sur la ligne médiane, on reste en effet
dans le tissu utérin, où, si l'on agit avec prudence,
on est à l'abri des hémorragies et des accidents
de toute sorte. Si l'on s'écarte au contraire sur
les côtés, vers les bords de l'utérus et les ligaments larges, on court au-devant des fausses
prises, des déchirures, des hémorragies et de la
blessure des organes voisins. Donc *ne jamais perdre le contact de l'utérus, ne jamais s'écarter de la
ligne médiane*, telles sont les deux lois fondamen-
tales de toute hystérectomie difficile.

C'est pourquoi il faut, autant que possible,
conserver le col qui constitue le meilleur des
points d'appui et poursuivre le morcellement au-
dessus de lui, sur la paroi antérieure et sur le fond,
quand la chose est possible. Mais quand l'utérus
est absolument immobile, on peut être conduit à
sacrifier le col dès le début. Le mieux est alors de
le diviser en deux valves, l'une antérieure, l'autre
postérieure, que l'on enlève ensuite, non sans avoir
soin de placer une pince sur la tranche supérieure de section, en plein tissu utérin, avant
que le fragment cervical, qui sert de point d'appui,
ne soit complètement séparé. C'est ainsi que procé-
dait Péan (fig. 101). Et l'on peut ainsi parvenir, en
gagnant de proche en proche, en pinçant les ligaments larges à mesure que l'on progresse vers le

haut et que l'on remonte le long des bords de l'utérus, à enlever par fragments plus ou moins volumineux, souvent fort petits, la totalité de l'utérus.

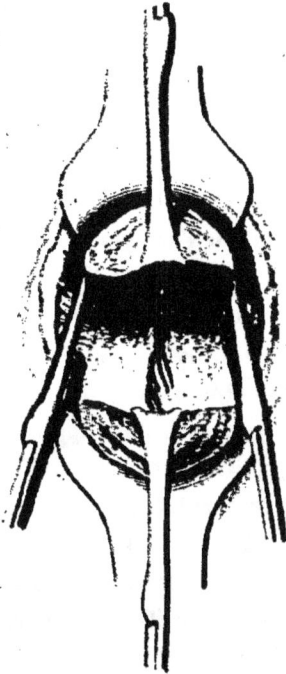

Fig. 161.

Nous verrons d'ailleurs plus loin que, dans bien des
cas où il s'agit simplement de pratiquer au centre
du bassin une large voie de drainage, l'extirpation
complète de l'utérus est inutile, et qu'on peut

s'arrêter lorsqu'on est parvenu à ouvrir les poches suppurées péri utérines.

On peut enfin, dans les cas très difficiles, se donner du jour, et beaucoup de jour par *l'incision de la vulve et du vagin*, qui seront, après l'opération, reconstitués par des sutures; mais il ne faut avoir recours à cette manœuvre que d'une façon très exceptionnelle.

Je ne dirai pas grand'chose du morcellement pour fibromes, car j'admets en principe qu'aujourd'hui nous ne devons plus faire de morcellement, et que tout fibrome qui comporte un morcellement quelconque est justiciable de l'hystérectomie abdominale et doit être enlevé par en haut.

Les règles générales qui s'appliquent au morcellement des petits utérus, et que j'ai données plus haut, conservent ici toute leur valeur. Il ne faut pas perdre le contact de l'utérus et il ne faut pas s'écarter de la ligne médiane. Mais on doit ici se souvenir de la disposition des fibromes qui sont presque toujours constitués par des noyaux arrondis, de consistance ferme, de volume variable, disséminés d'une façon très irrégulière dans le tissu utérin, mais qui ne lui adhèrent que fort peu et peuvent en être, en général, assez facilement séparés par énucléation.

Il en résulte qu'on devra s'efforcer de faire
porter les manœuvres de morcellement et d'extirpation sur les noyaux fibromateux eux-mêmes,
plutôt que sur l'utérus qui les renferme. En un
mot, on devra autant que possible ne pas toucher
à l'enveloppe utérine que l'on gardera pour la fin,
et on concentrera ses efforts sur les fibromes qu'elle
contient.

Ici encore je conseille d'avoir recours à l'hémisection antérieure. Quand le fibrome n'est pas volumineux et quand le vagin est un peu large, l'opération peut être très simple et identique à celle
que j'ai décrite plus haut pour un utérus non
fibromateux. Mais dès que l'utérus est trop gros
pour pouvoir passer à travers la filière pelvienne,
l'opération n'est plus aussi simple et il faut morceler.

Autant que possible, je le répète, on évitera de
toucher aux parois utérines proprement dites. Dès
l'hémisection des premiers centimètres de la paroi
antérieure de l'utérus, on écartera avec des pinces
à abaissement les lèvres de l'incision et on ira dans
le centre de l'utérus à la recherche du ou des
noyaux fibromateux. Quand on en aura trouvé un,
ce qui est en général facile, quand il s'agit de
noyaux intra-utérins et descendant assez bas, on
fera porter le morcellement exclusivement sur lui.

S'il est peu volumineux, il pourra être arraché du premier coup avec une pince à abaissement qui le saisit et à laquelle on imprime un mouvement de torsion. S'il est impossible de l'attirer au dehors sans le morceler, on le fragmentera avec le bistouri courbe, avec les ciseaux, au besoin avec le cylindre emporte-pièce de Doyen, et on l'extirpera en plusieurs morceaux.

Dans ces conditions, il pourra être très utile d'employer, pour attirer le fibrome, le tire-bouchon de Segond, et d'agir autour de sa spire en enlevant un fragment utérin par évidement conoïde, avec le bistouri courbe. Quand un noyau est extirpé, on s'attaque à un autre, et ainsi de suite, en restant toujours, si faire se peut, dans l'intérieur de l'utérus. Quand il ne reste plus que la coque utérine, même avec un certain nombre de noyaux, elle se laisse attirer facilement au dehors.

Mais si les noyaux fibromateux sont loin du pôle inférieur, ou s'ils sont, pour une raison quelconque, inaccessibles, on peut être contraint de commencer par extirper le tissu utérin lui-même qu'on attaquera au niveau de sa paroi antérieure, en en enlevant des fragments cunéiformes et en pénétrant progressivement dans les parties profondes, jusqu'à ce qu'on rencontre un noyau qu'on extirpe comme je viens de le dire.

C'est presque toujours le début de l'opération
qui est le plus laborieux. Il arrive bien souvent que,
lorsque l'opération est commencée et qu'elle est
bien conduite, on enlève des fragments de plus en
plus gros, et qu'à la fin on attire à l'extérieur le
fond de l'utérus bourré de noyaux et pouvant avoir
le volume du poing et même d'une tête de
fœtus.

Quand l'extériorisation de l'utérus est terminée,
on sectionne les ligaments larges comme à l'ordinaire, soit après ligature, soit plus souvent, après
le placement de pinces à demeure.

F. — TECHNIQUE DE L'HYSTÉRECTOMIE DANS L'INFEC-
TION PUERPÉRALE. — Il est enfin un dernier cas dans
lequel l'hystérectomie vaginale demande une technique spéciale. C'est lorsqu'il s'agit d'enlever un
utérus en proie à l'*infection puerpérale*. Je dirai
plus loin ce que je pense des indications de cette
opération, et pourquoi je suis convaincu que, si
l'on juge bon de faire l'hystérectomie au cours de
l'infection puerpérale, c'est à l'hystérectomie vaginale qu'il faut avoir recours (p. 173).

Mais si l'on veut y parvenir, il faut de toute
nécessité modifier la technique et employer celle
que je crois avoir été le premier à mettre en œuvre
dès le 17 novembre 1897. Cette modification est

d'ailleurs fort simple : c'est une modification d'outillage. Elle consiste essentiellement dans le remplacement des pinces à abaissement ordinaires par
des pinces à larges plateaux comme les pinces communément employées pour
les kystes de l'ovaire (fig. 102,
103).

Si on néglige cette précaution, on a les plus grandes
chances de se heurter à des
difficultés insurmontables, et
qui ont rebuté un grand
nombre de chirurgiens et
non des moindres. Dans les
premiers jours qui suivent
l'accouchement, l'utérus, et
en particulier le col utérin,
est d'une très grande friabilité, de sorte que, dès qu'on
saisit le col avec des pinces à
griffes communes, pour peu
qu'on exerce sur lui la plus
légère traction, il se déchire.
Une nouvelle prise amène

Fig. 102.

une nouvelle déchirure, et, en quelques instants,
on se trouve en présence d'un col en lambeaux,
saignant, dilacéré, dont on ne reconnaît plus ni la

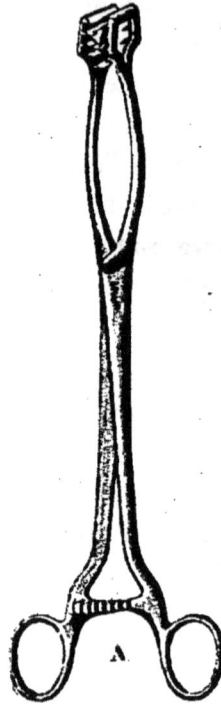

forme ni les limites, qui ne peut plus servir de point
d'appui pour attirer l'utérus vers le bas, et qui se
différencie si mal des tissus voisins, qu'il est impossible au chirurgien même le plus exercé de savoir
exactement où il se trouve. L'opération devient
impraticable, et dans ces conditions, il n'est pas
étonnant que presque tout le monde l'ait con-
damnée.

Le remplacement des pinces à griffes par des

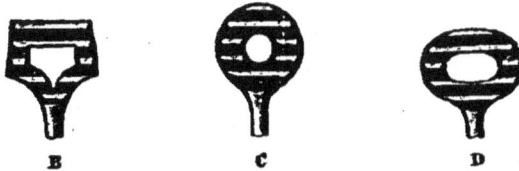

B   C   D

Fig. 103.

pinces à plateaux modifie du tout au tout cette
opération, et d'impraticable la rend extrêmement
simple. J'en puis parler en connaissance de cause en
ayant fait au moins une quinzaine, et toujours avec
la plus grande facilité.

La large prise que permettent les plateaux des
pinces à kystes empèche le col de se déchirer,
l'obstacle insurmontable que constituait la friabilité
utérine n'existe plus, et l'on se trouve en revanche
dans des conditions particulières qui rendent l'opération singulièrement facile (fig. 104). L'utérus est
volumineux, mais il est parfaitement souple, le vagin

est d'une largeur démesurée, de sorte que, dès la
désinsertion vaginale terminée, l'hémisection antérieure, qui est encore ici le procédé de choix, se

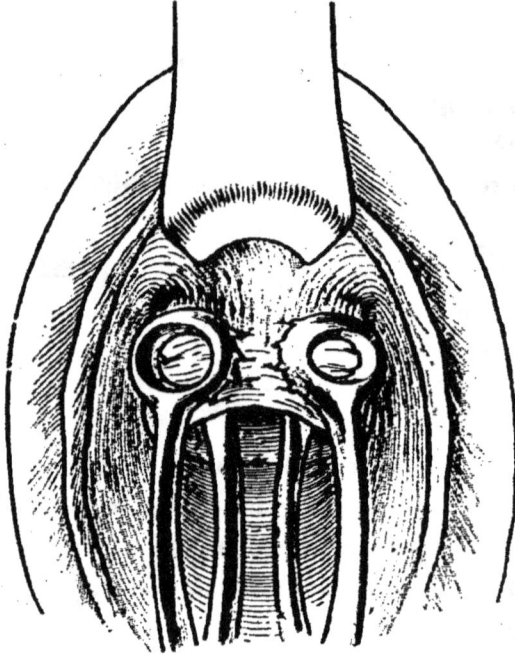

Fig. 101.

fait facilement. La traction sur les lèvres de la
plaie utérine doit se faire très doucement, et toujours avec des pinces à plateaux. L'utérus s'infléchit en avant avec la plus grande facilité, si bien
qu'il faut très peu de temps pour arriver à exté-

rioriser et à enlever un utérus volumineux. Sur les
15 hystérectomies que j'ai faites dans ces conditions,
la plus longue a duré un quart d'heure et la plus
courte trois minutes à peine. L'opération demande,
en moyenne, de cinq à huit minutes. Il ne saurait
en être ainsi si elle n'était d'une facilité singulière !

DEUXIÈME PARTIE

INDICATIONS DE L'HYSTÉRECTOMIE

Maintenant que j'ai décrit les procédés d'hystérectomie qui doivent être connus, il me reste à dire
dans quelles conditions ils devront être employés.
J'ai forcément, au cours de la description qui pré-
cède, indiqué de temps en temps les conditions qui
commandent l'emploi de tel ou tel procédé de préférence à tous les autres, de façon à faire comprendre
plus nettement les avantages qu'il peut présenter.
Mais il est nécessaire d'en entreprendre maintenant
l'étude méthodique.

C'est là un point qui est à mes yeux d'une
importance fondamentale, car c'est la façon de
conduire une hystérectomie, c'est surtout la façon
dont on s'y prend pour attaquer l'utérus qui
domine l'opération tout entière, qui la rend facile
ou difficile, rapide ou prolongée, et, jusqu'à un certain point, inoffensive ou grave. Et c'est un de mes
étonnements que de voir combien peu de chirurgiens obéissent à cette préoccupation. La plupart
sont convaincus que le meilleur procédé d'hystérectomie est celui que l'on connaît bien, dont on a

11

l'habitude de se servir, et qu'il suffit, par conséquent, d'en bien connaître un pour se tirer à son
honneur de toutes les difficultés. C'est là une erreur
absolue, je l'ai écrit bien souvent, je l'ai dit plus
souvent encore. Mais les idées ne marchent que
lentement et il faudra encore un nombre respec-
table d'années pour voir se répandre des principes
qui, lorsqu'ils seront généralisés, passeront sans
aucun doute pour avoir toujours existé et pour
n'avoir jamais été posés par personne. Or, je ne
connais sur ce sujet aucune communication précise
antérieure à celle que j'ai faite moi-même en 1903,
au Congrès de Madrid. Depuis, j'en ai souvent
reparlé dans de nombreuses leçons cliniques, à la
Société de Chirurgie (1904)[1], dans la *Presse
Médicale* (1904)[2], et un de mes élèves, C. Daniel,
vient de faire sur ce sujet une thèse excellente (1905)[3]. Je ne connais qu'un chirurgien
ayant à un degré avancé les mêmes préoccupations.
C'est Howard, A. Kelly. Mais je ne sache pas qu'il
les ait encore exposées d'une façon méthodique.

Et si je prends la peine d'écrire un livre comme

1. *Bull. et Mém. de la Soc. de Chir.* 24 février 1904, p. 223.
2. Technique de l'hystérectomie abdominale dans les suppurations annexielles. *Presse Médicale*, 20 janvier 1904.
3. CONSTANTIN DANIEL. Technique opératoire de l'hystérectomie
abdominale sus-vaginale dans les lésions bilatérales des annexes.
Paris 1905. G. Steinheil.

celui-ci, ce n'est pas pour exposer une fois de plus des procédés opératoires dont la technique commence à se trouver un peu partout, c'est surtout, je l'avoue, parce que je crois qu'il est utile d'insister sur ce que j'appellerai *la tactique de l'hystérectomie*. Il n'y a pas d'opération qui puisse être conduite d'une façon plus régulière, plus sûre, plus méthodique. Il n'y en a pas dans laquelle l'application de règles très simples puisse donner des résultats plus probants. J'en appelle à tous ceux qui m'ont fait l'honneur de venir dans mon service et, avant tous, aux nombreux internes qui m'ont assisté et qui, au bout de quelques séances, en savent tout autant que moi et, dès l'ouverture du ventre, jugent au premier coup d'œil de la façon dont il faut attaquer l'utérus pour l'enlever avec les moindres difficultés et, pour poursuivre la métaphore que j'ai employée plus haut, de la tactique à suivre pour engager la bataille. C'est qu'en effet, il s'agit bien réellement ici de règles tactiques, règles qui changent avec les lésions, et qui d'ailleurs dérivent toutes de cette loi fondamentale sur laquelle j'ai souvent insisté dans les pages qui précèdent, mais sur laquelle on ne saurait trop revenir, parce qu'elle domine toute la technique de l'hystérectomie : *l'utérus et les annexes sont beaucoup plus faciles à enlever lorsqu'on les aborde de bas en haut.*

De cette loi fondamentale découle immédiatement
le principe suivant : *L'utérus et les annexes doivent
être attaqués par-dessous*. Or, pour attaquer par-
dessous le bloc utéro-annexiel, il faut d'abord pouvoir atteindre son pôle inférieur. La première phase
de toute hystérectomie sera donc celle qui aura
pour but d'*atteindre le pôle inférieur du bloc utéro-
annexiel*. Pour y parvenir, *il faudra suivre la voie
la plus courte et la moins encombrée*. Et comme la
voie la plus courte et la moins encombrée *n'est pas
toujours la même*, il en résulte qu'il faudra, suivant les cas, employer pour y parvenir, *des procédés différents*. Et voilà comment s'affirme avec
évidence, si l'on veut enlever l'utérus et les
annexes avec facilité, la nécessité d'employer des
procédés différents. Et tout l'art de l'opérateur,
dans cette chirurgie si inégale suivant les hommes
qui l'exercent, est précisément de savoir adapter
sa façon de faire aux lésions qu'il rencontre et
d'employer le procédé le meilleur pour le cas
devant lequel il se trouve.

« Et pourquoi », comme je l'ai dit ailleurs et
comme je tiens à le répéter ici, « pourquoi, dans
des cas où les lésions sont comparables, tel chirurgien exécute-t-il sans difficulté apparente une
opération difficile, alors que tel autre se heurte à
des obstacles imprévus, sinon parce qu'ils ont con-

duit leur intervention de façon différente, et n'ont pas employé des procédés identiques[1]. »

« Nous ne devons pas », répéterai-je encore sans me lasser, « nous ne devons pas, dans le choix des procédés opératoires, nous laisser guider par nos habitudes ou nos préférences individuelles, mais par la nature même des lésions que nous avons sous les yeux, et par la disposition anatomique des parties malades que nous voulons sacrifier[2] ».

« Il n'y a donc pas de « meilleur procédé », il y a plusieurs procédés qui ont, suivant les cas devant lesquels on se trouve, une inégale valeur. Chacun d'eux peut être, selon les circonstances, le meilleur ou le pire. Il faut les connaître tous et savoir, dans chaque cas particulier, se décider pour le bon[3] ».

Et ce que je veux montrer maintenant, ce sont précisément les règles qui doivent nous guider, aussi bien pour la détermination de la voie à suivre, vaginale ou abdominale, que pour le choix de la meilleure technique. Ce sont en un mot, les indications des procédés opératoires à employer, lorsqu'on veut enlever l'utérus, suivant la nature et la disposition des lésions que l'on doit combattre.

1. Technique de l'hystérectomie abdominale dans les suppurations annexielles. (*Presse Médicale*, 20 janvier 1901).
2. Id.
3. Id.

CHAPITRE PREMIER

HYSTÉRECTOMIE VAGINALE
INDICATIONS ET CHOIX DES PROCÉDÉS

Une première question se pose : Quels sont les cas dans lesquels il faut pratiquer l'hystérectomie abdominale? Quels sont au contraire ceux qui doivent être traités par l'hystérectomie vaginale? Ce choix demande à être discuté, et la question est passée, dans ces dernières années, par de singulières vicissitudes. L'hystérectomie vaginale qui, sous l'impulsion principale de Péan, a vécu de 1890 à 1895 des années triomphales, est aujourd'hui repoussée de la plupart des chirurgiens et proscrite dans des circonstances même où elle est supérieure à sa rivale. La raison de cette évolution est d'ailleurs bien simple. Pendant quelques années, alors que l'hystérectomie abdominale restait grave dans les mains de la plupart des chirurgiens, l'hystérectomie vaginale était, au contraire, relativement bénigne. Aussi était-elle souvent préférée, malgré les

difficultés beaucoup plus grandes de son exécution.
Mais aujourd'hui grâce aux progrès de la technique,
grâce à la généralisation du plan incliné, grâce
enfin au perfectionnement universel des procédés
de stérilisation et à l'éducation générale de plus en
plus parfaite des chirurgiens et du personnel hos-
pitalier dans la pratique de l'asepsie, l'hystérectomie abdominale est devenue d'une bénignité au
moins égale à celle de l'hystérectomie vaginale. Et
comme elle possède l'avantage inappréciable d'être
beaucoup plus facile, et beaucoup plus sûre, comme
elle permet d'agir en connaissance exacte de cause
et de régler son intervention sur les lésions que
l'on rencontre et que l'on voit, il est de toute
évidence que, dans l'immense majorité des cas,
elle doit être préférée. Mais, à mon avis, la réaction
a été trop forte et si l'hystérectomie vaginale a
perdu sans retour sa vogue passée, il est cependant encore des cas où elle *peut* être employée, et
il en est d'autres dans lesquels elle conserve sur
l'abdominale une supériorité manifeste et *doit* lui
être préférée.

Les cas dans lesquels elle peut être employée
sont ceux où ses avantages sur l'hystérectomie
abdominale compensent à peu près les inconvénients qu'elle peut avoir.

Ses avantages sont : la très grande simplicité de
sa technique dans les cas faciles et où l'utérus est
petit, qui sont précisément ceux auxquels je fais
allusion en ce moment. Son peu de retentissement
sur l'état général des malades, qui, en raison
même de sa simplicité et de sa rapidité sortent
moins fatigués d'une hystérectomie vaginale que
d'une abdominale. Enfin et surtout l'absence de
cicatrice, qui est assez souvent un avantage appré-
ciable, non pas tant au point de vue esthétique,
qui cependant peut avoir son importance, qu'à
cause des inconvénients qui peuvent tenir à une
éventration consécutive.

Ses inconvénients tiennent à l'incertitude qui
existe toujours relativement à l'état des annexes et
aux difficultés imprévues qu'elle peut présenter au
cours de son exécution. Elle ne peut donc être
choisie de préférence à l'abdominale que lorsqu'il
n'y a aucune incertitude sur la nécessité où l'on
se trouve d'enlever l'utérus, comme dans certains
fibromes de petit volume, certaines annexites bilatérales douloureuses, ou certaines métrites hémorragiques invétérées ayant résisté à tous les traite-
ments. Encore faut-il que la mobilité utérine donne
la presque certitude que l'opération ne causera
aucune surprise. On sait combien l'extrême adipo-
sité est une condition mauvaise pour la bonne

exécution et les suites régulières d'une laparotomie.
Je comprends donc que, chez une femme très grasse,
on ait une tendance plus grande encore, dans les
cas que je viens d'énumérer, à passer par le vagin.
Je comprends encore que, dans un cancer tout à
fait au début, avec un utérus encore tout à fait
mobile et dont une lèvre est à peine effleurée par le
mal, on recule, surtout chez une femme grasse,
devant la gravité toujours plus grande de l'hystérectomie abdominale, dans ces cas qui comportent
une extirpation totale et un délabrement pelvien
assez important.

De même, lorsque le cancer est trop étendu pour
qu'on puisse avoir, même avec une hystérectomie
abdominale très large, et par conséquent très
grave, une espérance quelconque de guérison radi-
cale, il est évident qu'on pourra avoir recours à
l'hystérectomie vaginale, mais à titre d'opération
palliative et seulement pour débarrasser la malade
d'un foyer qui l'empoisonne.

Enfin, dans le *prolapsus utérin* et dans certains
cas d'*inversion utérine*, l'hystérectomie vaginale est
tout indiquée. Mais elle se présente ici dans des
conditions de technique si particulière qu'elle ne
saurait être comparée à l'hystérectomie dans les
autres cas.

Ce sont donc là, en somme, des indications très

exceptionnelles, et purement facultatives. On peut, dans tous ces cas, passer par le vagin pour enlever l'utérus. Mais les raisons qui peuvent engager à passer par l'abdomen sont d'une importance à peu près égale.

Il n'en est pas de même dans d'autres circonstances, où les indications de l'hystérectomie vaginale se précisent à mon avis d'une façon formelle. Je veux parler de certaines suppurations pelviennes aiguës, virulentes, à marche progressive et envahissante. Dans ces conditions, le chirurgien n'a pas le choix et l'hystérectomie vaginale *doit* être pratiquée de préférence à l'hystérectomie abdominale. Lorsqu'il y a, autour de l'utérus, des poches purulentes multiples, annexielles ou péritonéales, et que ces poches purulentes sont encore en activité, lorsque les malades ont la fièvre et que, malgré tous les soins, ces foyers péri-utérins ne veulent pas refroidir, j'ai la conviction qu'une opération abdominale devient grave, et du fait de la difficulté et de la longueur de l'opération et du fait surtout de l'inoculation possible de la grande cavité péritonéale par les organismes infectieux qui pullulent dans ces foyers virulents. J'ai vu, pour ma part, des malades succomber dans ces conditions, malgré les opérations les mieux conduites. Ce qu'il

faut faire dans ces graves circonstances, c'est le
drainage des poches purulentes. La colpotomie y
suffit souvent, lorsque les poches sont accessibles,
pas trop élevées et en nombre restreint. Mais elle ne
suffit pas toujours et parfois, pour pratiquer au centre
du bassin une large voie de drainage, il est indispensable d'extirper l'utérus, et d'enlever, suivant
l'expression imagée de Péan, la bonde qui ferme le
bassin. L'hystérectomie vaginale, dans ces conditions, constitue une intervention héroïque, elle
donne parfois des résultats presque miraculeux,
et j'ai vu des malades dans un état presque déses-
péré, avec 40 et 41°, et des phénomènes d'infection gagnant d'heure en heure, qui ont été sauvées
par une hystérectomie vaginale, et qui, j'en ai la
conviction absolue, eussent succombé, et succombé
rapidement, aux suites d'une laparotomie.

Dans ces conditions, l'opération peut, il est vrai,
être extrêmement difficile. L'utérus, adhérent de
toutes parts, perdu au milieu de poches suppurées,
peut être presque impossible à abaisser. Parfois
on ne peut faire aucune opération régulière, et,
même avec beaucoup d'habitude et d'habileté, on
n'arrive que péniblement à enlever morceau par
morceau, et quelquefois incomplètement, un utérus
presque invinciblement fixé dans le bassin. Mais la
guérison n'a rien à voir avec la régularité de l'opé-

ration, et l'on voit souvent de véritables résurrec-
tions suivre une intervention qui, au point de vue
technique, avait été fort peu satisfaisante.

Ce n'est donc, comme je l'ai dit, écrit et répété
depuis longtemps, ce n'est « ni la complexité plus
ou moins grande des lésions, ni les adhérences
avec les organes voisins qui doivent entrer en ligne
de compte dans le choix de l'opération, c'est,
avant tout, le degré de leur infection et de leur
virulence. »

« Les annexites chroniques, bilatérales, froides,
en dehors des poussées aiguës, sont toutes, sans
exception, justiciables de l'hystérectomie abdominale. L'hystérectomie vaginale, au contraire, sera
réservée aux suppurations virulentes, aiguës, mena-
çantes, à foyers multiples et à tendance envahissante [1]. »

C'est pour les mêmes raisons, c'est pour réali-
ser le drainage du bassin et éviter en même temps
l'inoculation de la grand séreuse péritonéale, que je
conseille de pratiquer l'hystérectomie vaginale dans
certaines infections pelviennes suraiguës. J'ai, pour
ma part, trois fois au moins, dans des pelvipérito-
nites blennorragiques à marche presque fou-
droyante, dans lesquelles les accidents d'infection

1. J.-L. Faure. *Chirurgie des annexes de l'utérus*, Paris 1902.
p. 237. .

générale s'aggravaient d'heure en heure, au point
que tout espoir semblait perdu, arrêté net les phénomènes de diffusion de l'infection péritonéale qui
montait vers le grand bassin, en pratiquant l'hystérectomie vaginale. Celle-ci, dans ces conditions,
est extrêmement facile et se fait en quelques minutes, car il n'y a point d'adhérences et l'utérus
est pour ainsi dire sain.

C'est pour des raisons identiques que je conseille
formellement d'avoir recours, dans l'*infection puerpérale*, à l'hystérectomie vaginale. Il n'y a pas de
foyer plus septique ni plus virulent qu'un utérus
puerpéral, et si on se décide à l'enlever, lorsqu'on
a perdu tout espoir d'obtenir la guérison par un
moyen moins radical, c'est par la voie vaginale que
l'on devra le faire, puisque, grâce à la modification
d'outillage dont j'ai parlé plus haut, et que j'ai pro-
posée (voir p. 155), cette opération, qui passait pour
impraticable, est en réalité très facile. Pour moi, je me
refuserai toujours à aller exécuter des manœuvres
intra-péritonéales sur un organe aussi virulent qu'un
utérus puerpéral, quand je pourrai faire autrement,
et les quelques succès que m'a donnés l'hystérectomie vaginale ne sont pas, bien au contraire, pour me
faire changer d'avis.

Cette discussion sur les indications de l'hystérec-

tomie vaginale me permettra d'être très bref sur sa
technique.

Puisque, dans la plupart des cas, sauf dans les
suppurations pelviennes compliquées et virulentes
avec adhérences étendues, on se trouve en présence
d'un utérus mobile et facilement abaissable, ceux qui
ne sont ni mobiles ni abaissables devant être extir-
pés par l'abdomen, on sera presque toujours conduit à employer l'hémisection antérieure, qui est,
dans les cas faciles, le procédé le plus simple, le
plus rapide et le plus élégant.

C'est donc à l'*hémisection antérieure* que l'on
aura recours dans les hystérectomies vaginales pour
cancer au début, pour petit fibrome, métrite invétérée, prolapsus, hémorragies incoercibles.

Dans les cas où le fibrome est plus volumineux, on
pourra être contraint d'avoir recours au morcellement. Mais, en principe, on ne doit plus extirper
par le vagin un fibrome assez gros pour qu'il soit
nécessaire de le morceler.

C'est donc presque exclusivement dans l'hystérectomie vaginale pour suppurations pelviennes
qu'on pourra être obligé de varier sa technique.

Si, dans les cas faciles, lorsque l'utérus est bien
mobile et se laisse facilement abaisser, l'hémisection
antérieure de Doyen est encore et toujours le procédé de choix, lorsqu'il y aura des adhérences et

des obstacles à l'abaissement, on commencera par
libérer le col sur les côtés, à l'exemple de Segond, en
sectionnant l'étage inférieur du ligament large et des
ligaments utéro-sacrés. L'abaissement de deux ou
trois centimètres, qui se produit souvent à la suite
de cette manœuvre, peut suffire pour qu'il soit possible de pratiquer alors l'hémisection antérieure, et
d'extérioriser l'utérus en l'infléchissant en avant.

Si la résistance à cette inflexion est trop forte,
et si la paroi antérieure ne se laisse pas attirer,
on tentera d'employer l'hémisection totale de
Muller-Quénu, qui permettra parfois de réussir.
Si enfin l'utérus est fixé dans le bassin, au point
de ne pouvoir se laisser abaisser d'une façon sen-
sible, et que l'on pense devoir, malgré tout, l'enlever afin de parvenir aux poches purulentes qui
l'entourent et de pratiquer un drainage efficace, on
pourra être conduit à pratiquer un morcellement
long, difficile et pénible, en suivant autant que
possible la technique décrite plus haut et en s'effor-
çant de ne jamais perdre le contact de l'utérus et de
ne jamais s'écarter de la ligne médiane. On n'ou-
bliera pas qu'en cas de difficultés trop considérables
on trouvera dans l'incision du vagin et de la vulve
une ressource précieuse. On arrive ainsi peu à peu
et non sans peine à enlever l'utérus. Quelquefois on
en laisse des fragments, ce qui, dans les suppura-

tions pelviennes est à peu près sans inconvénients, pourvu que toutes les poches septiques tubaires ou autres soient bien ouvertes et largement drainées.

Parfois la manœuvre que j'ai décrite sous le nom de segmentation transversale de l'utérus et des ligaments larges, pourra rendre des services pour atteindre une corne utérine difficilement accessible.

Enfin, dans l'infection puerpérale, on pratiquera l'hémisection antérieure, mais en ayant soin, dès le début, d'employer pour abaisser l'utérus des pinces à larges plateaux, manœuvre capitale qui fait de cette opération, qui passe pour impraticable, une opération des plus simples.

CHAPITRE II

HYSTÉRECTOMIE ABDOMINALE
INDICATIONS ET CHOIX DES PROCÉDÉS

Et maintenant il me reste à étudier, dans l'hystérectomie abdominale, le point que je considère comme le plus important de toute la technique gynécologique, celui qui est en somme le but suprême de ce livre, je veux dire l'adaptation des procédés aux lésions que l'on doit combattre, et pour tout dire en un mot, cette *tactique opératoire* dont j'ai longuement parlé plus haut.

Je l'ai dit et je le répète, dans une hystérectomie abdominale, tout l'art du chirurgien ne consiste pas à enlever l'utérus, il consiste à le bien enlever, j'entends par là à l'enlever le plus simplement possible et dans les conditions les meilleures d'aisance et de facilité, car, je ne me lasserai pas de le répéter, toutes choses égales d'ailleurs, la bénignité d'une opération comme celle-ci est proportionnelle

12

à la simplicité des manœuvres qui permettent de la mener à bien.

J'ajoute que je ne crois pas devoir tenir pour négligeable l'élégance avec laquelle une opération peut être conduite, et si tous les efforts du chirurgien doivent tendre à la sécurité et à la bénignité de l'opération, il faut se souvenir que cette sécurité et cette bénignité dépendent, jusqu'à un certain point, de l'élégance avec laquelle elle est faite, puisque celle-ci est elle-même subordonnée à la facilité des manœuvres opératoires, et au choix judicieux des procédés les mieux adaptés aux lésions pour lesquelles on est appelé à intervenir.

Si l'on veut se rapprocher autant que possible des conditions idéales d'élégance et de rapidité qui contribuent à la perfection d'une hystérectomie, il faut interrompre le moins possible la continuité de l'acte opératoire. Le ventre ouvert, toutes les manœuvres doivent, avant tout, tendre à enlever l'utérus. Il ne faut pas, dès le début, hacher son intervention par des manœuvres multipliées, et tendant à des buts différents, et s'interrompre par exemple au milieu de son exérèse pour poser quelques ligatures. Il y a là une rupture dans l'homogénéité des manœuvres qui fait perdre du temps et qui nuit à l'ensemble de l'opération. Cette façon de procéder

présente, en outre, un inconvénient plus grave
encore et qui, s'il est négligeable dans les fibromes,
est loin de l'être dans les annexites. Il y a, dans ce
dernier cas, un grand intérêt à se débarrasser le plus
vite possible d'annexes suppurées, parfois encore
infectées, et dont les longues manipulations sont
autant de causes de souillures et d'infection.
Il vaut mieux, dès qu'on a commencé à extirper
l'utérus et les annexes infectées, s'en débarrasser le
plus vite possible, en deux ou trois minutes par
exemple, que les conserver beaucoup plus longtemps, pendant qu'on fait des ligatures, pendant dix
minutes ou un quart d'heure, alors que les mains
et les instruments qui les meurtrissent peuvent les
déchirer, et que ces déchirures risquent d'entraîner
la contamination du bassin. En un mot il est évident qu'il vaut mieux que des annexes suppurées et
suintantes soient enlevées de suite que manipulées
dans le ventre.

C'est pourquoi je répète qu'il y a un grand avantage, et pour la rapidité de l'opération et pour sa
sécurité, à ne pas interrompre par des ligatures et
par d'autres détails, qui peuvent être rejetés à la
fin de l'opération, les manœuvres d'extirpation de
l'utérus. L'opération commencée, tous les actes du
chirurgien tendront à enlever le bloc utéro-annexiel.
Ce n'est que lorsque l'utérus et les annexes seront

enlevés qu'il exécutera méthodiquement, et sans autre interruption que celle qui pourrait être imposée par une circonstance fortuite, la deuxième phase de l'opération, les ligatures et la réparation du bassin.

Je vais maintenant décrire les règles qui doivent présider au choix des procédés les meilleurs, mais tout ce que j'ai dit jusqu'ici me permettra d'être très bref dans l'exposition de cette tactique opératoire, qui est la conclusion et la raison d'être de ce travail :

Je m'occuperai successivement de la conduite à tenir.

1° Dans le *cancer du col de l'utérus* ;

2° Dans les *fibromes* et, d'une façon générale dans les maladies qui, en dehors des affections annexielles, entraînent le sacrifice de l'utérus (*tumeurs et cancer du corps de l'utérus, métrite invétérée, métrorragies incoercibles*) ;

3° Dans les *lésions bilatérales des annexes, inflammations, kystes et tumeurs*, qui constituent en réalité les indications les plus fréquentes de l'hystérectomie.

CANCER DU COL DE L'UTÉRUS

Si j'ai mis le cancer du col de l'utérus en premier lieu c'est parce qu'il constitue, en théorie, le cas le plus simple. Nous n'avons ici aucune discussion à élever sur les procédés à employer, il n'y en a qu'un, celui que j'ai décrit plus haut.

En dehors des cas tout à fait exceptionnels dans lesquels on croira devoir pratiquer l'hystérectomie vaginale (voir p. 189), on aura donc toujours recours à *l'hystérectomie abdominale totale de haut en bas.*

On ne tentera l'extirpation que dans les cas où la mobilité utérine est franche. Quand l'utérus est adhérent aux organes voisins, mieux vaut ne pas se lancer dans une opération aussi grave qu'illusoire et se contenter d'une laparotomie exploratrice.

Après avoir lié les hypogastriques de façon à éviter la perte de sang, la perte de temps et surtout de façon à y bien voir pendant la reconnaissance et la dissection des uretères, on descendra peu à peu le long des bords de l'utérus en sectionnant, les liga-

ments larges de haut en bas; on reconnaîtra de
chaque côté les uretères qu'il faut absolument voir,
et on ira sectionner le vagin, le plus bas possible au-
dessous du col malade. Quant à la conduite à tenir
vis-à-vis des ganglions pelviens, elle me paraît bien
simple, au moins en principe. « L'évidement pelvien complet, c'est-à-dire l'opération qui consiste
à enlever tous les ganglions et tout le tissu cellulaire du bassin est une opération impossible.
Nous ne sommes pas ici dans le creux de l'aisselle.
Il y a des ganglions dans la région obturatrice, il
y en a à la bifurcation des iliaques, il y en a dans
la fosse sacro-rectale et dans la fosse lombo-sacrée,
il y en a en dedans et en dehors des vaisseaux,
de gros et de petits, d'apparents et de cachés, perdus dans la graisse et dans les confluents veineux.
J'ai fait, comme beaucoup d'autres, des évidements
pelviens et je n'ai point enlevé tout le tissu cellulaire du bassin, car il faudrait, en même temps,
enlever tous les vaisseaux. Sans doute on peut en
enlever une grande partie, mais je prétends, — et
je ne suis pas le seul, — que l'évidement complet
du bassin est une opération non seulement illusoire, mais impossible.

« Quant à la recherche des ganglions lombaires
préconisée par Jonnesco, je n'en veux à aucun
prix. Sans doute, il est facile de dire que plus une

opération contre le cancer est large et meilleure
elle est. Mais, dans le cas particulier, je pense
que si les ganglions lombaires sont atteints, il ne
sont pas les seuls, qu'il y en a beaucoup d'autres,
et que c'est folie, illusion ou naïveté que de croire
qu'on pourra les enlever tous, même avec la science
anatomique la plus consommée, la patience la plus
inlassable et l'habileté la plus merveilleuse. Et si
les ganglions lombaires sont indemnes, je vois
moins encore l'utilité qu'il peut y avoir à les aller
chercher. Ne nous laissons donc pas entraîner par
des formules, ni leurrer par des illusions. Ces
grands délabrements pelviens ne peuvent prétendre
à une extirpation complète et méthodique de tous
les ganglions. Mais s'ils ne peuvent conduire dans
cette voie qu'à des résultats problématiques, ils
ont, en revanche, des conséquences immédiates et
certaines. Ils aggravent considérablement l'opération. L'ouverture de ces larges espaces celluleux,
qui s'inoculent presque fatalement, permet à l'infection de se propager sans que l'on puisse rien
contre elle, et l'on voit des malades dont le péritoine reconstitué résiste victorieusement, et qui
succombent à des phénomènes de septicémie, par
infection des espaces celluleux du bassin[1]. »

1. J.-L. Faure. *Leçons de clinique et de technique chirurgicales*,
p. 237. Masson et Cⁱᵉ, Paris, 1905.

On sera donc sobre d'explorations et de dissec-
tions étendues, enlevant seulement les ganglions
qui peuvent paraître malades sur les parties latérales, près de la bifurcation des iliaques, mais on
ne se lancera pas dans les grands évidements pelviens qui, sans augmenter sensiblement les chances
de guérison définitive, aggravent l'opération dans
des proportions redoutables.

II

FIBROMES
TUMEURS UTÉRINES DIVERSES

La règle générale est ici moins simple et les
manœuvres opératoires devront varier suivant les
cas. Il s'agit ici, j'insiste sur ce point, de maladies
ou de tumeurs utérines (métrites invétérées, fibromes, cancer du corps, etc.), sans participation des
annexes, ou tout au moins sans participation sérieuse. J'entends par là qu'il n'y a pas d'adhérences des annexes aux organes voisins, comme
dans les annexites, et cette intégrité relative des
annexes permet de n'en pas tenir compte dans l'in-
dication des procédés opératoires, puisque nous
admettons en principe que leur décollement et leur
séparation d'avec les parties voisines sont toujours
faciles, du fait même de l'absence d'adhérences.
S'il y avait des complications dues à l'état d'inflam-
mation des annexes et à leur soudure aux parties
voisines, comme cela se voit communément dans

les fibromes, il faudrait se conduire vis-à-vis d'elles
en suivant les règles techniques que j'exposerai
dans le chapitre suivant.

Dans tous les cas d'hystérectomie pour fibromes,
que je prends pour type la discussion, on pratiquera exclusivement l'hystérectomie subtotale dont
j'ai dit plus haut tous les avantages. L'hystérectomie totale sera réservée aux cas assez rares où le
col est suspect de dégénérescence maligne.

Il est un procédé qui, d'une façon générale, peut
être employé dans tous les fibromes, sauf le cas
exceptionnel de fibrome enclavé dans le bassin, ou
adhérent au rectum et impossible à attirer en avant
et à sortir du petit bassin. *C'est le procédé de
Howard A. Kelly.*

Les annexes étant libres, il sera, dans les cas ordinaires, toujours possible de descendre de haut en
bas dans le ligament large, en dehors des annexes
(en dedans si l'on veut laisser les ovaires). Arrivé
au col, on le tranchera et, faisant basculer l'utérus,
on remontera de bas en haut du côté opposé, avec
la plus grande facilité (voir p. 63).

Mais si ce procédé est presque toujours applicable,
il est des cas très nombreux, où il est possible de
faire mieux. Ce sont ceux dans lesquels l'utérus
est parfaitement mobile et facile à attirer hors du
ventre et à renverser sur le pubis.

Dans ces cas, le procédé idéal par sa simplicité, sa rapidité et son élégance est l'*hystérectomie par décollation* (voir p. 47). Il est tellement simple qu'il permet d'enlever l'utérus avec une rapidité extrême, et il m'est arrivé personnellement de l'enlever, sans précipitation, en soixante-quinze, en soixante-cinq, en cinquante-cinq secondes, y compris le temps nécessaire à l'incision de l'abdomen. Ce procédé, applicable à tous les fibromes bien mobiles, et d'autant plus aisé que le fibrome est plus volumineux et plus facile à extérioriser, est également le procédé de choix dans les cas de métrites invétérées ou hémorragiques, dans lesquelles les adhérences sont nulles et la mobilité utérine parfaite. Mais pour peu que l'utérus soit fixé, que le col soit effacé ou qu'il y ait une difficulté quelconque à attaquer l'utérus par derrière, au niveau de l'isthme, il faut y renoncer et employer systématiquement le procédé de Kelly.

Celui-ci, très facile lorsque l'utérus est mobile, mais inférieur alors à la décollation postérieure, devient le procédé de choix dans tous les cas où le col n'est pas directement accessible, et, en particulier, dans ceux, qui sont communs, où l'utérus est appliqué au fond du bassin par les ligaments larges distendus et qui s'opposent à son ascension, ou même à sa simple mobilisation. Il est alors de

toute nécessité, pour arriver au col, de sectionner
un ligament large de haut en bas; on choisira celui
qui est le plus accessible, et, descendant peu à
peu à travers ce ligament large, en pinçant et sectionnant successivement le pédicule utéro-ovarien
et le ligament rond, on arrivera sur le côté du col
que l'on tranchera. La bascule de l'utérus et le pincement du ligament large opposé, déroulé de bas
en haut, se feront alors facilement.

Il faut toujours songer, dans les cas de fibromes irréguliers et surtout de noyaux fibreux avoisi-
nant le col et pouvant pénétrer dans le ligament
large, à la présence de l'uretère. La tumeur doit
être suivie de très près si l'on veut éviter tout
ennui du côté de cet organe.

Lorsque le fibrome est enclavé dans le bassin et
impossible à attirer en avant, ou lorsque son pôle
supérieur est adhérent aux anses intestinales ou à
l'épiploon et que le décollement des adhérences
en semble devoir être difficile et périlleux, le procédé de Kelly n'est plus applicable. Mais il y a
une façon de tourner la difficulté. Il faut pratiquer
la *décollation antérieure*, que Kelly a exécutée, à
mon insu, quelque temps avant que je ne la décri-
visse moi-même en même temps que la décollation postérieure.

On va directement sur le col, en avant, au

niveau du cul-de-sac vésico-utérin presque toujours accessible, et on le sectionne. On peut alors
attirer en avant le pôle inférieur de l'utérus et
aborder directement, en passant entre le col et le
corps, le cul-de-sac de Douglas, de façon à
décoller de bas en haut les adhérences qui peuvent exister en arrière et énucléer la tumeur de la
cavité pelvienne (voir p. 58).

La marche à suivre, dans les cas qui nous
occupent, est donc des plus simples, et je la
résume en quelques mots :

1° Utérus mobile, quel que soit son volume,
col accessible, isthme utérin facile à reconnaître :
hystérectomie par décollation ;

2° Utérus peu mobile, difficile à attirer, col mal
limité, profond, envahi lui-même par un ou plusieurs noyaux fibreux : *procédé de H. A. Kelly ;*

3° Utérus enclavé dans le bassin ou présentant
à son pôle supérieur de trop grandes adhérences :
décollation antérieure.

Dans quelques cas rares (col suspect ou très
malade, fibrome envahissant le col), on pratiquera
l'*hystérectomie totale* : dans ces conditions, le procédé de choix est encore le *procédé de Kelly.* Il est
applicable à tous les cas, sauf ceux dans lesquels
l'utérus est enclavé et impossible à extraire du

bassin. Ici on devra encore attaquer l'utérus par devant et aller ouvrir le vagin au niveau du cul-de-sac antérieur, comme Richelot l'a conseillé. Le vagin ouvert, le col sera attiré en avant, le vagin sera circulairement désinséré, et l'extirpation de l'utérus se fera de bas en haut en remontant dans le Douglas et en décollant les adhérences par-dessous, s'il y en a.

Dans les cas où l'utérus est très mobile et le col bien accessible, le *procédé de Doyen*, qui ouvre le cul-de-sac vaginal postérieur, attire le col par cette ouverture et désinsère le vagin, a l'avantage de l'élégance et de la rapidité. Il permet, des deux côtés, la pédiculisation des ligaments larges de bas en haut, ce qui est un avantage certain. Mais il ne faut l'entreprendre que lorsque la mobilité de l'utérus démontre que l'ouverture du vagin en arrière et la désinsertion du col pourront se faire sans difficultés.

III

LÉSIONS BILATÉRALES DES ANNEXES

SALPINGO-OVARITES, — TUMEURS DES TROMPES ET DES OVAIRES

Pour la commodité de la description, j'assimilerai les tumeurs des trompes et des ovaires aux annexites bilatérales. Il n'y a, au point de vue technique, lorsque ces tumeurs ne sont pas trop volumineuses, aucune différence.

Nous avons vu que les annexites aiguës, qui ne refroidissent pas, résistent à la colpotomie et menacent la vie des malades doivent être traitées par l'hystérectomie vaginale (voir p. 170). Je n'y reviens pas.

Toutes les annexites chroniques bilatérales sont justiciables de l'hystérectomie abdominale et c'est encore, et pour les raisons déjà connues, à l'hystérectomie subtotale que nous aurons recours systématiquement.

Mais c'est ici que la nécessité de varier les procédés suivant les lésions s'impose avec une évidence que seuls s'obstinent à méconnaître ceux qui ont des yeux pour ne point voir.

Les adhérences des annexes aux parties voisines, utérus, parois pelviennes, intestins, épiploon, sont si fréquentes et, en même temps, si diverses, les conditions dans lesquelles se présente le bloc utéro-annexiel sont si différentes, qu'il est de toute nécessité, à moins de courir volontairement au-devant de difficultés, de mécomptes et d'accidents de toute sorte, de varier sa façon de faire suivant. la disposition des lésions.

La tactique opératoire sera dominée exclusivement par les principes dont j'ai longuement parlé plus haut :

Pour extirper facilement les annexes, *il faut les attaquer par-dessous*. Il faudra donc, lorsqu'on aura à extirper le bloc utéro-annexiel, s'arranger de façon à *attaquer de bas en haut les annexes adhérentes*, et, pour y parvenir, *gagner par la voie la plus courte et la moins encombrée le pôle inférieur du bloc utéro-annexiel*.

Or, comme la voie la plus courte et la moins encombrée n'est pas toujours la même, il est évident qu'il faudra, *suivant la disposition des lésions, employer des procédés différents* (voir p. 164).

Si l'on a de la nécessité de suivre cette ligne

de conduite une conception claire, rien n'est plus simple que d'en déduire immédiatement les règles opératoires qu'il faut appliquer suivant les cas qui se présentent[1].

« Dans les cas faciles, dont le type est constitué par les ovarites scléro-kystiques et certaines salpingites parenchymateuses, lorsque l'utérus et les annexes, sans grosses lésions, sans adhérences, se laissent attirer en tous sens, tous les procédés sont bons. Il n'y a aucune difficulté, et c'est ici qu'on peut se dispenser d'attaquer les annexes par-dessous, puisque l'absence de toute adhérence les rend accessibles de tous les côtés. Cependant, dans ces conditions, il y a une façon de faire que je préfère à toutes les autres pour son élégance et sa rapidité. C'est l'*hystérectomie par décollation*, et c'est elle que l'on emploiera pour les multiples raisons que j'ai déjà données (fig. 105).

« Il n'en est pas de même lorsque les annexes sont adhérentes aux parties voisines. Ici, il faut, de toute nécessité, attaquer les annexes par-dessous, sous peine de voir se multiplier les difficultés, les risques d'accidents et les déchirures.

1. Ce qui suit est emprunté presque textuellement à une clinique que j'ai déjà publiée et à laquelle je ne saurais changer un mot (J.-L. Faure : Technique de l'hystérectomie abdominale dans les suppurations annexielles (*Presse Médicale*, 20 janvier 1904).

Mais comme les adhérences aux parties voisines peuvent être très variables, nous devons modifier notre procédé suivant la disposition des lésions et employer toujours celui qui nous permettra d'aller par la voie la moins encombrée priver le bloc

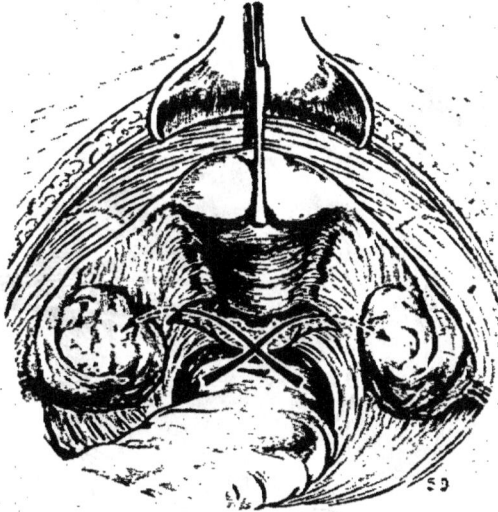

Fig. 105. — Annexes malades mais non adhérentes, utérus mobile. *Hystérectomie par décollation.* Les annexes des deux côtés sont attaquées par-dessous et de dedans en dehors.

utéro-annexiel de ses attaches inférieures, de façon à pouvoir ensuite le décoller de bas en haut.

Si, comme il arrive souvent dans les annexites, un des côtés est très adhérent aux parois pelviennes et que l'autre soit au contraire à peu près libre ou très facile à détacher, c'est le *procédé de Howard*

A. Kelly qu'il faudra choisir. Il sera facile, en effet,
de descendre de haut en bas, du côté le moins malade, en séparant des parois pelviennes les annexes
non adhérentes, d'arriver sur l'isthme, de trancher

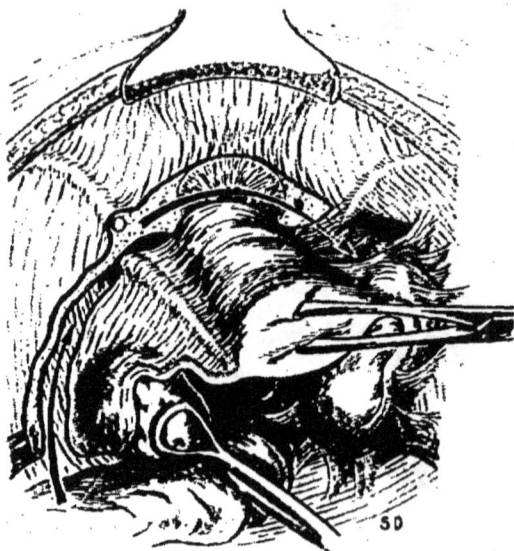

Fig. 166. — Annexes gauches libres. Annexes droites adhérentes.
Procédé de Howard A. Kelly. Attaque des annexes gauches de
haut en bas, et des annexes droites de bas en haut.

le col, et d'attaquer le côté où les annexes sont
adhérentes, le côté difficile, de bas en haut, comme
il doit être attaqué (fig. 166).

Mais les choses ne sont pas toujours aussi simples
et les cas sont très nombreux dans lesquels les annexes sont *des deux côtés* très adhérentes aux pa-

rois pelviennes et difficiles à décortiquer. Dans ces
conditions, le procédé de Kelly devient insuffisant,
du moins pendant la première moitié de l'opération,
puisqu'il ne permet pas d'attaquer de bas en haut
des annexes qu'il est très difficile de décoller autrement. Celles-ci doivent être, des deux côtés,
décollées de bas en haut et abordées de dedans en
dehors. Pour y parvenir, il faut, de toute nécessité,
se donner du jour au centre du bassin.

Ici, nous avons le choix entre deux procédés. Si
les annexes adhérentes aux parois pelviennes ne
font pas corps avec l'utérus et s'il est possible, en
sectionnant le point d'insertion de la trompe sur la
corne utérine, de passer entre les annexes et l'utérus, on peut, à l'exemple de Terrier, laisser les
annexes en place, sectionner des deux côtés leur
pédicule utérin, isoler l'utérus et trancher son col
au niveau de l'isthme. On peut alors, grâce au
jour que donne au centre du bassin l'extirpation de
l'utérus, s'attaquer aux annexes et les décoller en
les attaquant, des deux côtés, de dedans en dehors
et de bas en haut. Lorsque les annexes n'adhèrent
pas à l'utérus et que celui-ci est facile à isoler, ce
procédé, qui est le *procédé de Terrier*, est parfait,
et n'est passible d'aucune objection sérieuse
(fig. 107).

Mais bien souvent les annexes, collées aux parois

pelviennes et aux intestins, adhèrent également à l'utérus dont il est très difficile de les séparer. C'est dans ces cas compliqués, avec adhérences bilatérales étendues, qu'il ne reste plus qu'un parti à

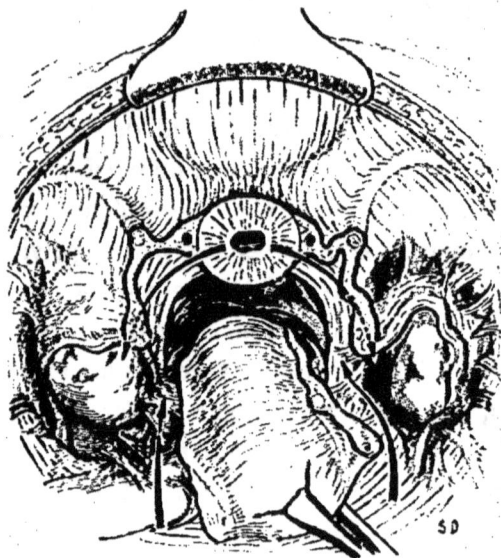

Fig. 107. — Annexes adhérentes des deux côtés. *Procédé de Terrier.* Après extirpation de l'utérus, les annexes sont attaquées, des deux côtés, de bas en haut et dededans en dehors.

prendre et un procédé à employer. Puisque la voie est obstruée partout, entre les annexes et les parois pelviennes, entre les annexes et l'utérus, il faut s'ouvrir, vers le pôle inférieur de tous côtés inaccessible, une voie sûre, facile et toujours praticable, il faut passer à travers l'utérus. On le sectionne sur la ligne médiane, du fond vers le col, jusqu'à l'isthme. Arrivé à l'isthme on coupe transversalement chaque moitié utérine qu'on renverse vers le haut. Le centre du bassin est ainsi désobstrué, et il est possible d'attaquer de dedans au dehors et

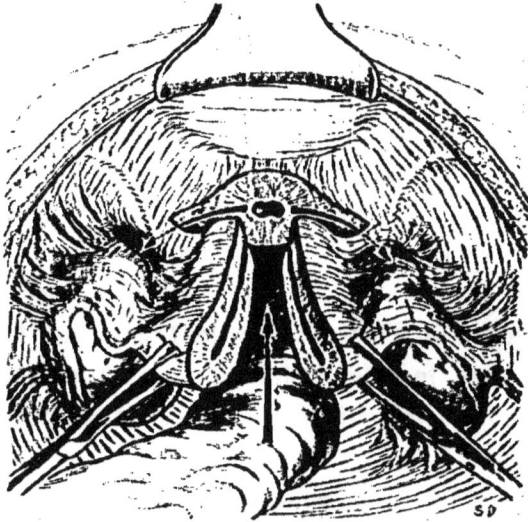

Fig. 108. — Annexes adhérentes des deux côtés. *Hémisection utérine.* Les annexes des deux côtés sont attaquées de bas en haut et de dedans en dehors.

de bas en haut, les annexes malades qu'on décolle en général facilement et qu'on enlève avec la moitié utérine correspondante. C'est l'*hémisection utérine* que j'ai décrite il y a huit ans déjà (fig. 108).

Tous les cas justiciables du procédé de Terrier, c'est-à-dire tous ceux dans lesquels les annexes

adhérentes aux parois pelviennes sont faciles à
séparer de l'utérus, sont également justiciables de
l'hémisection. Mais celle-ci est supérieure au procédé de Terrier pour deux raisons. Elle est plus
facile, parce qu'il est infiniment plus simple et plus
sûr de sectionner l'utérus sur la ligne médiane que
de le séparer sur le côté d'annexes sur les adhérences desquelles on n'est pas toujours bien fixé.
En outre, la moitié utérine sectionnée au niveau
de l'isthme et renversée vers le haut donne une
prise excellente pour attirer et décoller les annexes
qui lui sont fixées. On risque moins de les déchirer ainsi que lorsqu'on est obligé de saisir, après
section de l'insertion de la trompe sur la corne
utérine, le moignon tubaire souvent malade, dis-
tendu, déjà kystique, et qui peut se rompre facilement.

L'objection qu'on a faite à ce procédé, d'ouvrir
la cavité utérine, tombe devant ce fait qu'il est facile de stériliser celle-ci d'une façon absolue avec le
thermocautère, et d'ailleurs, sur un très grand
grand nombre d'hystérectomies par hémisection
que j'ai déjà faites, je n'ai jamais vu un seul accident imputable à l'ouverture de la cavité.

Dans les cas intermédiaires où, d'un côté, les
annexes adhèrent aux parois pelviennes sans adhé-
rer à l'utérus, et où, de l'autre côté, les annexes

adhèrent à la fois à l'utérus et aux parois pelviennes, le procédé de Terrier n'est plus applicable,
et l'hémisection est encore le procédé de choix.
Cependant, surtout si on juge qu'il peut y avoir

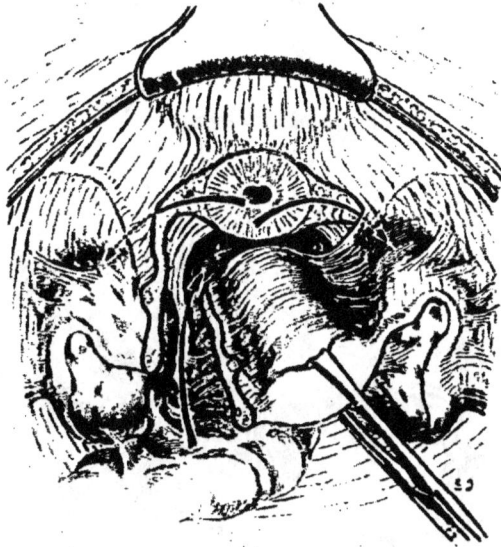

Fig. 169. — Annexes adhérentes des deux côtés : attaque à gauche
entre l'utérus et les annexes, extirpation de l'utérus et des annexes
droites, qu'on aborde de bas en haut. Extirpation consécutive des
annexes gauches que l'on aborde de même.

quelque inconvénient à sectionner l'utérus, comme
il peut arriver, par exemple, lorsque celui-ci est
bourré de petits fibromes, on se trouvera bien de
combiner entre eux ces divers procédés.

On pourra passer entre les annexes et l'utérus

du côté peu adhérent, comme Terrier, gagner le col, le sectionner en travers, enlever par bascule latérale l'utérus entier et les annexes adhérentes, comme Kelly, et garder pour la fin les annexes primitivement séparées de l'utérus, que la désobstruc-

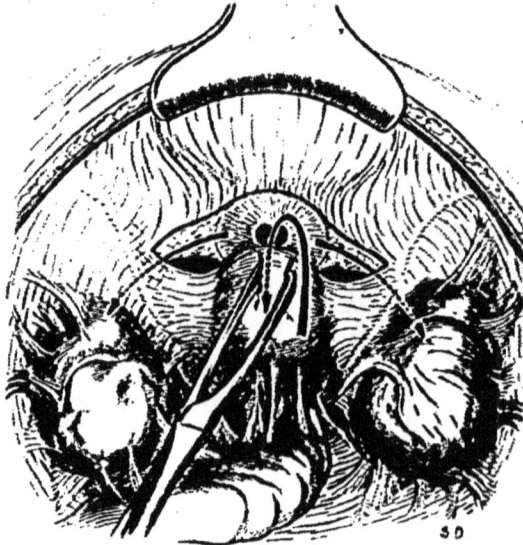

Fig. 110. — Annexes adhérentes des deux côtés, fond de l'utérus adhérent et irréductible. Attaque de l'utérus par *décollation antérieure*. Les annexes sont, des deux côtés, abordées de bas en haut et de dedans en dehors.

tion du bassin permet d'attaquer par dedans et de bas en haut (fig. 109).

Enfin, il est un dernier cas, le plus difficile de tous. C'est celui dans lequel l'utérus, en rétroversion irréductible, est basculé avec les annexes

adhérentes dans le cul-de-sac de Douglas. Dans ce
cas, ni le procédé américain, ni le procédé de Terrier, ni même l'hémisection ne sont applicables,
puisqu'ici les annexes et le fond de l'utérus lui-

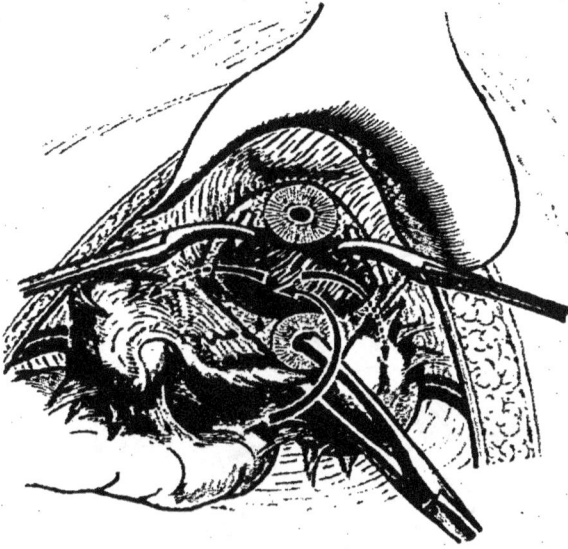

Fig. 111. — *Décollation antérieure.* On voit, après décollation, le cul-
de-sac de Douglas libre et permettant l'attaque des annexes par-
dessous.

même sont inaccessibles. Il n'y a qu'un moyen de
salut, c'est encore la *décollation*. Mais cette fois,
c'est la décollation d'*avant en arrière*. Le col est
attaqué en avant, au niveau du cul-de-sac vésico-
utérin qui est, pour ainsi dire, toujours libre. Le col
sectionné, on saisit la tranche utérine, et on attire

en avant le corps utérin libéré de ses attaches inférieures. On peut ainsi introduire les doigts derrière
lui et décoller, *toujours de bas en haut*, les annexes profondément cachées dans le Douglas et que

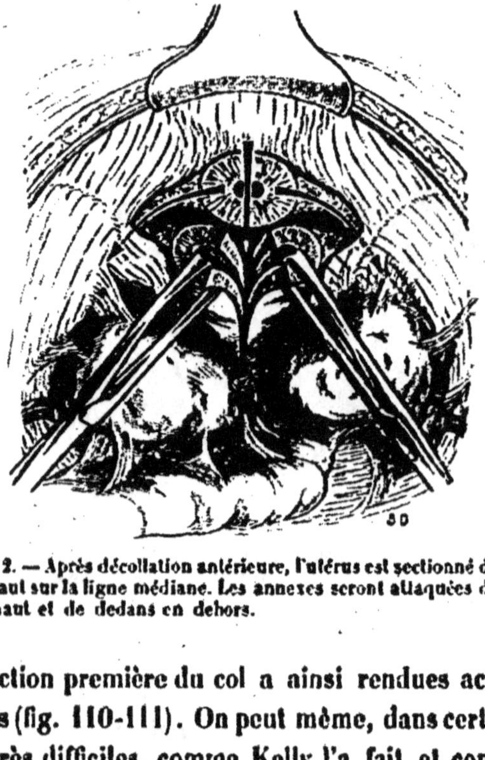

Fig. 112. — Après décollation antérieure, l'utérus est sectionné de bas
en haut sur la ligne médiane. Les annexes seront attaquées de bas
en haut et de dedans en dehors.

la section première du col a ainsi rendues accessibles (fig. 110-111). On peut même, dans certains
cas très difficiles, comme Kelly l'a fait et comme
je l'ai fait moi-même, sectionner encore l'utérus
sur la ligne médiane, mais cette fois de bas en
haut, à partir de la tranche cervicale, de façon à

se donner du jour au milieu du bassin, et à pouvoir aborder les annexes, que cette manœuvre peut
seule rendre accessibles au doigt et à la vue
(fig. 112).

Je me résume en quelques lignes :

1° Dans les annexites bilatérales mobiles et
sans adhérences, ovarites scléro-kystiques, tumeurs
bilatérales des trompes ou des ovaires, on aura
recours à l'*hystérectomie par décollation;*

2° Dans les annexites libres sur un des côtés,
adhérentes de l'autre aux parois pelviennes, on
emploiera le *procédé de Kelly;*

3° Dans les annexites bilatérales difficiles, adhérentes des deux côtés, on aura recours systématiquement à l'*hémisection utérine.* Dans quelques cas,
si les annexes sont bien séparées de l'utérus, on
pourra employer le *procédé de Terrier;*

4° Dans certaines conditions, on pourra combiner entre eux ces différents procédés;

5° Dans les utérus rétrofléchis avec adhérences
postérieures, on aura recours à la *décollation antérieure.*

.˙.

J'ai fini. Nous sommes donc bien armés dans
cette lutte contre les difficultés techniques de l'hys-

térectomie. Mais nous devons connaître toutes nos
armes. J'ai la conviction absolue que c'est en suivant les quelques règles que je viens d'exposer que
l'on peut arriver à pratiquer simplement cette chirurgie souvent difficile. Ce qu'il faut, c'est avoir la
conception nette du but à atteindre, car en chirurgie, comme dans toutes les manifestations de l'activité humaine, nous n'exécutons bien que ce que
nous concevons clairement. Nul art n'est plus personnel que le nôtre, et nul, en conséquence, n'est
plus étroitement subordonné aux qualités et aux
défauts de celui qui l'exerce. Dans les circonstances
difficiles, c'est l'inspiration du moment qui décide
parfois du succès de l'opération et de la vie de
l'opéré, et c'est, en vérité, une tâche redoutable
que celle que nous assumons, et qui met une vie
humaine à la merci d'un de nos regards, d'un de nos
gestes ou de l'inspiration heureuse ou funeste qui
traverse comme un éclair notre cerveau surexcité.

Tout ce qui peut contribuer à diminuer l'importance de cette inspiration personnelle que conduit
souvent le hasard, tout ce qui tend à enfermer notre
intervention dans des règles précises est une arme
arrachée à la fatalité aveugle et une force ajoutée
à notre puissance.

Voilà pourquoi j'espère ne pas faire œuvre sté-
rile et vaine en insistant comme je viens de le faire

sur des règles opératoires qui se présentent à mes
yeux comme des vérités profondes et qui, cependant, sont encore bien mal connues et bien rarement appliquées.

Mais elles peuvent attendre, car ce qui, aujour-
d'hui, est la vérité, sera la vérité demain. J'ai la
conviction que le jour n'est pas éloigné où ces règles
seront appliquées par tous. Dans vingt ans, dans
dix ans peut-être, si des découvertes nouvelles ne
viennent pas arracher à la chirurgie la thérapeutique
utérine, et si pour soulager les femmes qui souffrent
et pour guérir celles qui meurent, l'opération est
encore la raison suprême, ce qui est contenu dans
ces quelques pages sera devenu d'une telle bana-
lité que nul ne s'occupera sans doute de savoir le
nom de ceux qui auront travaillé à faire jaillir ces
idées des profondeurs obscures où elles dorment
encore. Mais peu importe. Il leur suffit de savoir
qu'ils travaillent pour la vérité.

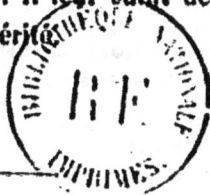

TABLE DES MATIÈRES

DEUXIÈME PARTIE

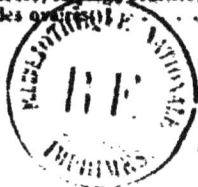

ÉVREUX, IMPRIMERIE DE CHARLES HÉRISSEY

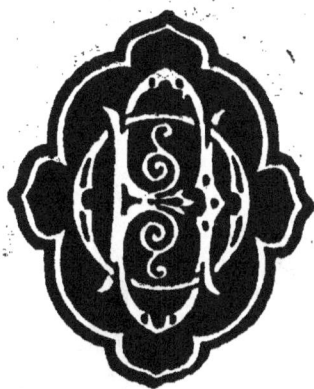

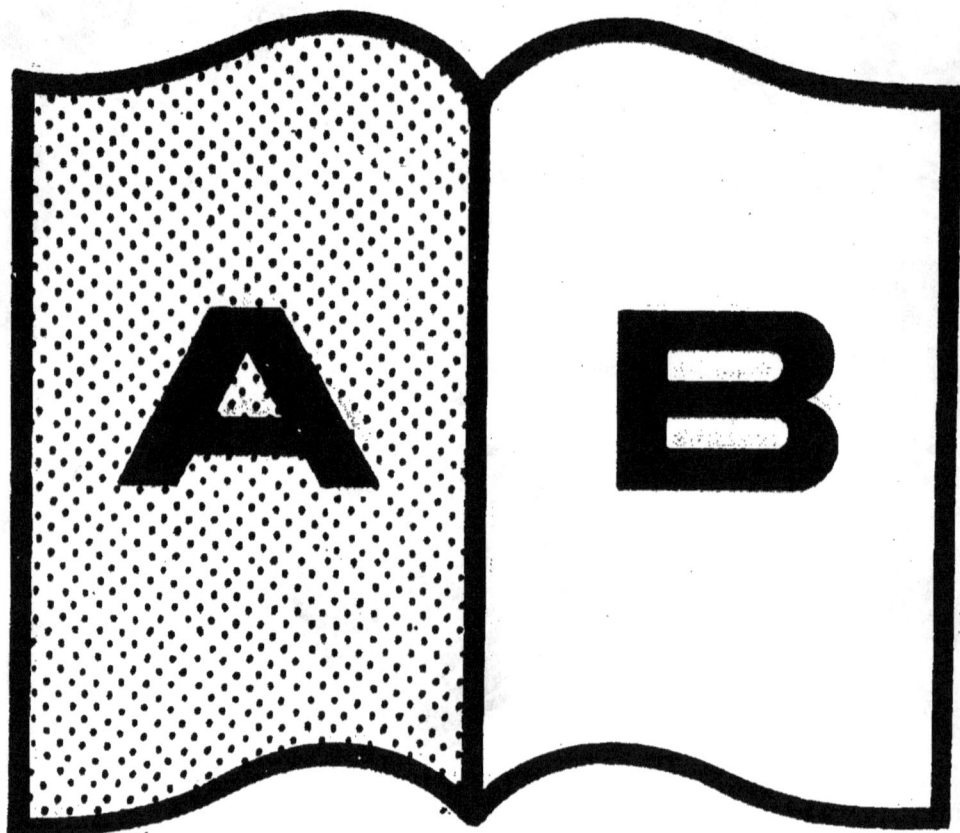

Contraste insuffisant

NF Z 43-120-14

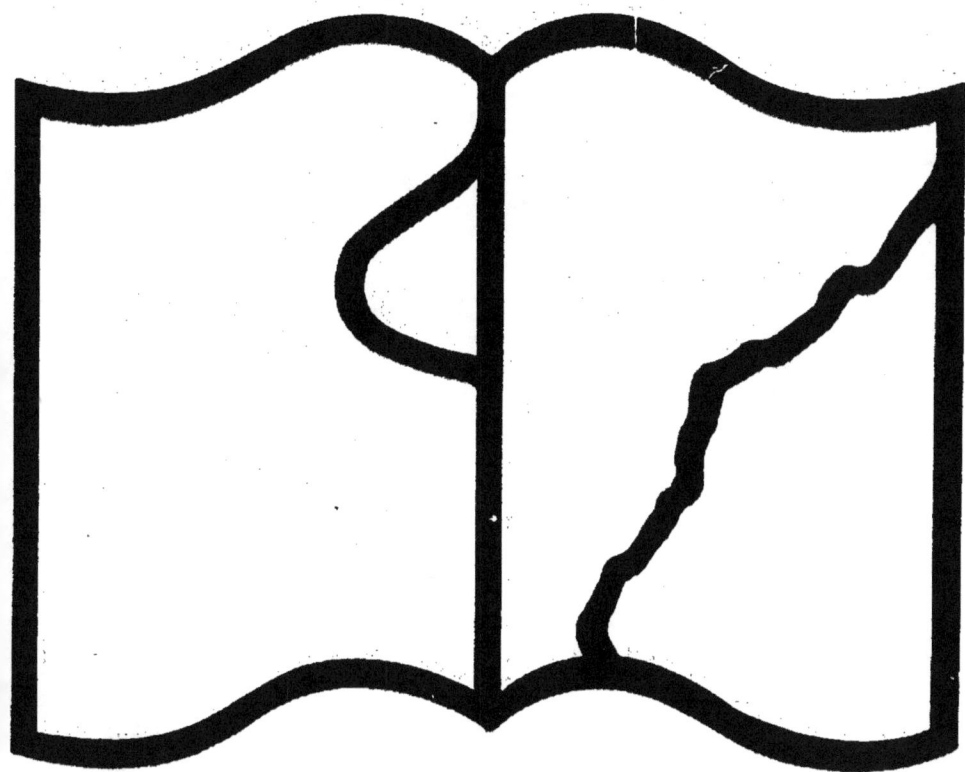

Texte détérioré — reliure défectueuse

NF Z 43-120-11

www.ingramcontent.com/pod-product-compliance
Lightning Source LLC
Chambersburg PA
CBHW070517200326
41519CB00013B/2828